Shabina Shafi
Suheel Manzoor

Endodontia pediátrica

Shabina Shafi
Suheel Manzoor

Endodontia pediátrica

ScienciaScripts

Imprint

Cover image: www.ingimage.com

This book is a translation from the original published under ISBN 978-3-659-62707-1.

Publisher:
Sciencia Scripts
is a trademark of
Dodo Books Indian Ocean Ltd. and OmniScriptum S.R.L publishing group

120 High Road, East Finchley, London, N2 9ED, United Kingdom
Str. Armeneasca 28/1, office 1, Chisinau MD-2012, Republic of Moldova, Europe
Printed at: see last page
ISBN: 978-620-7-73856-4

Índice

CAPÍTULO 1

Introdução

Apesar da ênfase que a profissão dentária tem colocado na prevenção, a perda prematura de dentes decíduos e jovens permanentes continua. Como nem a cárie dentária nem os traumas dentários foram eliminados, os procedimentos que preservam os dentes permanentes decíduos e jovens continuam a ser parte integrante da prática dentária. Este capítulo trata da preservação dos dentes permanentes decíduos e jovens com envolvimento pulpar.

A preservação do espaço da arcada é um dos principais objectivos da odontopediatria. A perda prematura de dentes decíduos pode causar aberrações no comprimento da arcada, resultando em desvio mesial dos dentes permanentes e consequente má oclusão. Sempre que possível, o dente com envolvimento pulpar deve ser mantido na arcada dentária livre de doença (se puder ser restaurado à função).

Outros objectivos da preservação dos dentes decíduos são a melhoria da estética e da mastigação, a prevenção de hábitos linguísticos aberrantes, a ajuda na fala e a prevenção dos efeitos psicológicos associados à perda dentária. Foi demonstrado que a perda prematura dos incisivos maxilares antes dos 3 anos de idade causa problemas de fala que podem persistir em anos posteriores. A perda da vitalidade pulpar no dente permanente jovem cria problemas especiais. Uma vez que a polpa é necessária para a formação da dentina, se a polpa for perdida antes do comprimento da raiz estar completo, o dente terá uma relação coroa/raiz pobre. A necrose pulpar antes da conclusão da deposição de dentina no interior da raiz deixa uma raiz fina mais propensa à fratura em caso de trauma. Esta situação também cria problemas especiais no tratamento endodôntico, porque as técnicas endodônticas geralmente não são adequadas para obturar os canais grandes do tipo "blunderbuss". Procedimentos adicionais de apexificação ou cirurgia apical muitas vezes se tornam necessários para manter o dente permanente imaturo sem polpa; o prognóstico para a retenção permanente do dente é pior do que para o dente completamente formado.

O tratamento de dentes decíduos e permanentes com inflamação pulpar em crianças representa um desafio único para o clínico dentário. O diagnóstico pulpar em crianças é impreciso, uma vez que os sintomas clínicos não se correlacionam bem com o estado histológico da polpa. A idade e o comportamento podem comprometer a fiabilidade da dor como indicador da extensão da inflamação pulpar.

Além disso, os objectivos do tratamento são orientados para o desenvolvimento e podem ser relativamente de curto prazo em comparação com a permanência da restauração a longo prazo da endodontia para adultos.

Lewis e Law afirmaram sucintamente o objetivo final da terapia pulpar pediátrica: "O tratamento bem-sucedido de um dente com envolvimento pulpar é manter esse dente numa condição saudável para que ele possa cumprir o seu papel como um componente útil da dentição primária e da dentição permanente jovem".

A perda prematura de dentes decíduos devido a cáries dentárias e infecções pode resultar nas seguintes sequelas

Perda do comprimento do arco

Espaço insuficiente para a erupção dos dentes permanentes

Erupção ectópica e impactação de pré-molares

Inclinação mesial dos dentes molares adjacentes à perda do molar primário

Extrusão dos dentes permanentes opostos

Deslocação da linha média com possibilidade de oclusão por mordida cruzada

Desenvolvimento de certas posições anormais da língua

CAPÍTULO 2

ANATOMIA DO CANAL RADICULAR PRIMÁRIO

Para tratar as polpas dos dentes decíduos com sucesso, o clínico deve ter um conhecimento profundo da anatomia dos sistemas de canais radiculares primários e das variações que normalmente existem nesses sistemas. Para entender algumas das variações nos sistemas de canais radiculares primários, é necessário entender a formação da raiz.

Dentes anteriores primários

A forma e o formato dos canais radiculares dos dentes anteriores decíduos assemelham-se à forma e ao formato das raízes dos dentes. O broto do dente permanente situa-se lingual e apicalmente ao dente anterior primário. Devido à posição do broto do dente permanente, a reabsorção dos incisivos e caninos decíduos é iniciada na superfície lingual no terço apical das raízes.

Incisivos maxilares [2, 3]

Os canais radiculares dos incisivos centrais e laterais superiores primários são quase redondos, mas um pouco comprimidos.

Normalmente estes dentes têm um único canal sem bifurcações. As ramificações apicais ou canais acessórios e os canais laterais são raros, mas ocorrem.

O incisivo central tem duas ou três pequenas projecções (cornos pulpares) em direção ao bordo incisal. O corno pulpar mesial é quase proeminente.

Tanto na face mesial como na distal, os cornos pulpares encontram-se a cerca de 1,2 mm da DEJ.

No incisivo lateral maxilar, a polpa encontra-se a cerca de 0,9 mm da JDE nos aspectos mesial e distal.

Incisivos mandibulares [2, 3]

Os canais radiculares dos incisivos centrais e laterais mandibulares primários são achatados nas superfícies mesial e distal e, por vezes, sulcados, apontando para uma eventual divisão em dois canais.

A presença de dois canais é observada em menos de 10% das vezes. Ocasionalmente, são observados canais laterais ou acessórios.

No incisivo central primário, a polpa encontra-se a cerca de 2,6 mm do bordo incisal. O incisivo lateral mandibular primário distingue-se do incisivo central mandibular pelo ângulo disto-incisal, que é mais arredondado.

Caninos maxilares e mandibulares [2, 3]

Os canais radiculares dos caninos maxilares e mandibulares correspondem à forma exterior da raiz. Uma forma arredondada e triangular com a base virada para a superfície facial. Por vezes, o lúmen do canal radicular é comprimido na direção mesiodistal. Os caninos têm o sistema de canais radiculares mais simples de todos os dentes decíduos e oferecem poucos problemas quando são tratados endodonticamente.

A bifurcação do canal não ocorre normalmente. Os canais laterais e os canais acessórios são raros.

Para os caninos superiores, o corno pulpar encontra-se a 3,2 mm da DEJ no bordo incisal e a 3,0 mm da DEJ para os caninos mandibulares.

Molares primários

Normalmente, os molares primários têm o mesmo número e posição de raízes que os molares permanentes correspondentes.

Os molares superiores têm três raízes: duas faciais e uma palatina.

Os mandibulares têm duas raízes: mesial e distal. As raízes dos molares primários são longas e delgadas em comparação com o comprimento e a largura da coroa, e divergem para permitir a formação do botão do dente permanente.

Quando o comprimento total das raízes dos molares primários acaba de ser completado, apenas um canal radicular está presente em cada uma das raízes. A deposição contínua de dentina internamente pode dividir a raiz em dois ou mais canais. Durante este processo, existem comunicações entre os canais e podem permanecer até ao dente primário completamente desenvolvido como istmos ou barbatanas que ligam os canais.

A deposição de dentina secundária em dentes decíduos tem sido relatada. Após a formação da raiz, o padrão morfológico básico dos canais radiculares pode mudar, produzindo variações e alterações no número e tamanho dos canais radiculares causadas pela deposição de dentina secundária.[4] Esta deposição começa aproximadamente na altura em que se inicia a reabsorção radicular. As variações na forma são mais pronunciadas em dentes que apresentam evidências de reabsorção radicular.

A maior variação na morfologia dos canais radiculares é encontrada nas raízes mesiais dos molares decíduos maxilares e mandibulares. Esta variação tem origem na região apical, uma vez que um adelgaçamento do estreito istmo entre as extremidades facial e lingual dos canais pulpares apicais na subsequente deposição de dentina secundária pode produzir uma separação completa do canal radicular em dois ou mais canais individuais. Muitos ramos finos de conexão ou fibrilas laterais formam uma rede de conexão entre os aspectos facial e lingual dos canais radiculares.

As variações encontradas nas raízes mesiais dos molares decíduos também são encontradas nas raízes distais e linguais, mas em menor grau. Os canais acessórios, os canais laterais e as ramificações apicais da polpa são comuns nos molares decíduos, ocorrendo em 10% a 20%. Nos molares decíduos, a reabsorção começa geralmente nas superfícies internas das raízes, junto ao septo inter-radicular.

Primeiro molar primário do maxilar [2, 4]

O primeiro molar primário superior tem dois a quatro canais que correspondem aproximadamente à forma da raiz exterior, com muitas variações. A raiz palatina é frequentemente redonda e mais comprida do que as duas raízes faciais.

A bifurcação da raiz mesiofacial em dois canais ocorre em aproximadamente 75% dos primeiros molares decíduos superiores.

A fusão das raízes palatinas e distofaciais ocorre em aproximadamente um terço dos primeiros molares superiores primários.

Na maioria destes dentes, estão presentes dois canais separados, com um istmo muito estreito a ligá-los. Podem existir ilhas de dentina entre os canais, com muitos ramos e fibrilas de ligação.

Segundo molar primário do maxilar [2, 4]

O segundo molar primário superior tem dois a cinco canais que correspondem aproximadamente à forma exterior da raiz.

A raiz mesiofacial geralmente se bifurca ou contém dois canais distintos. Isso ocorre em aproximadamente 85% a 95% dos segundos molares decíduos superiores.

As raízes fundidas podem ter um canal comum, dois canais distintos ou dois canais com um istmo de conexão estreito de ilhas de dentina entre eles e muitos ramos ou fibrilas de conexão.

Primeiro molar primário mandibular [2, 4]

O primeiro molar primário inferior tem normalmente três canais que correspondem aproximadamente à anatomia da raiz externa, mas pode ter dois a quatro canais.

É referido que aproximadamente 75% das raízes mesiais contêm dois canais, enquanto apenas 25% das raízes distais contêm mais do que um canal.

Segundo molar primário mandibular [4]

O segundo molar inferior primário pode ter de dois a cinco canais, mas geralmente tem três. A raiz mesial tem dois canais aproximadamente 85% das vezes, enquanto a raiz distal contém mais de um canal apenas 25% das vezes.

CAPÍTULO 3

DIFERENÇAS NA MORFOLOQUIA DOS DENTES PRIMÁRIOS E PERMANENTES

Uma terapia pulpar bem sucedida na dentição decídua requer um conhecimento profundo da morfologia da polpa primária, da formação das raízes e dos problemas especiais associados à reabsorção das raízes dos dentes decíduos.

De acordo com Finn[6] e Ash[5] , existem diferenças básicas entre os dentes decíduos e os permanentes.

Os dentes decíduos são mais pequenos em todas as dimensões do que os dentes permanentes correspondentes.

As coroas primárias são mais largas na dimensão mesial a distal em comparação com o comprimento da coroa do que as coroas permanentes.

Os dentes decíduos têm raízes mais estreitas e mais compridas em comparação com o comprimento e a largura da coroa dos dentes permanentes.

Os terços cervicais facial e lingual das coroas dos dentes decíduos anteriores são muito mais proeminentes do que os dos dentes permanentes.

Os dentes decíduos são marcadamente mais apertados na junção dentino-esmalte (DEJ) do que os dentes permanentes.

As superfícies facial e lingual dos molares primários convergem oclusalmente, de modo que a superfície oclusal é muito mais estreita na largura faciolingual do que na cervical.

As raízes dos molares primários são comparativamente mais delgadas e mais compridas do que as raízes dos molares permanentes.

As raízes dos molares primários alargam-se mais perto do colo do útero e mais no ápice do que as raízes dos molares permanentes.

O esmalte é mais fino, cerca de 1 mm, nos dentes decíduos do que nos permanentes, e tem uma profundidade mais consistente.

A espessura da dentina entre as câmaras pulpares e o esmalte nos dentes decíduos é menor do que nos dentes permanentes.

As câmaras pulpares dos dentes decíduos são comparativamente maiores do que as dos dentes permanentes.

Os cornos pulpares, especialmente os cornos mesiais, são mais altos nos molares primários do que nos molares permanentes.

Em comparação com os dentes permanentes, foi observado um aumento do número de canais e forames acessórios, bem como da porosidade nos assoalhos pulpares dos dentes decíduos

Em contraste com os dentes permanentes, as raízes dos dentes decíduos sofrem reabsorção radicular fisiológica.

DE ACORDO COM NIKHIL MARWAH [7]

Deciduous dentition	Permanent dentition
GENERAL DIFFERENCES	
1 20 in number	*1* 32 in number
2 Do not have premolars	*2* Have 8 premolars
3 Only two molars are present	*3* Third molar is also present
4 Whiter in colour	*4* Less white as compared to primary teeth
MORPHOLOGICAL DIFFERENCES (Crown)	
5 Crowns are more bulbous	*5* Less bulbous
6 Small contact area between the teeth	*6* Larger contact area
7 Enamel-dentine junction is more sinuous and the enamel and abruptly	*7* Enamel ends in a gradual manner
8 Buccal and lingual surface of primary molars are flat	*8* Buccal and lingual surfaces are round.
9 Buccal and lingual surfaces of 1st molar converge toward the occlusal surface so the bucco-lingual diameter is much less than cervical diameter	*9* There is no such convergence of the buccal and lingual surfaces so the bucco-lingual is more than cervical diameter.
10 Primary teeth have marked constriction at the neck	*10* Less constriction.
11 Mamellons are absent.	*11* Mamellons are present in anterior teeth
12 Enamel cap end in a marked ridge	*12* Enamel cap end in a feather-edge
13 Enamel is thin but shows consistent depth (1 mm)	*13* Thicker enamel of varying depth
	14 Less attrition
	15 There is more covering of enamel and Dentin
	16 Enamel rods at cervix slope gingivally
	17 Less than primary tooth
	18 Only 1st molars exhibit neonatal line

14 Show more attrition 15 Less tooth structure covering the pulp 16 Enamel rods at cervix slope occlusally 17 The mineral content of enamel is more organic 18 All primary teeth show neonatal line 19 Dentino-enamel junction is flat 20 Crowns are wider in mesio-distal diameter as Compared to cervico-occlusal height 21 Occlusal table is narrow	19 Dentino-enamel junction is scalloped 20 Crowns are larger cervico-occlusally than mesio-distally 21 Occlusal table is wider
MORPHOLOGICAL DIFFERENCES (Root)	
22 Roots of primary teeth are shorter 23 Roots have a short trunk 24 Roots are more divergent and flaring, as they Have to accommodate the permanent tooth bud 25 Undergo physiologic resorption	22 Roots are long and robust 23 Larger undivided portion of root is present 24 Roots are less divergent and do not flare to a great degree 25 Do not undergo physiologic resorption, Only pathologic changes can take place
PULPAL DIFFERENCES	
26 Greater thickness of dentin over the pulpal wall at occlusal fossa 27 Pulp chambers are large 28 Pulp horns are higher, especially the	26 Less covering of dentin 27 Normal sized pulp chambers 28 Pulp horns are low

mesial pulp horn in case of primary 1st molar	
29 Accessory canals in the primary teeth are located in the furcation area	29 Accessory canals in the primary teeth are located in the root apices
30 No regressive changes can be seen	30 Regressive changes in the form of calcifications and pulp stones are seen
31 Root canals are ribbon like	31 Root canals are more tortuous and Curved
HISTOLOGICAL DIFFERENCES	
32 Presence of a cap like zone of reticular and collagenuous fibres	32 No such zone present
33 Enlarged apical foramen	33 Constricted apical foramen
34 Abundant blood supply	34 Less blood supply as compared to primary teeth
35 Response to external stimuli is typical inflammatory reaction	35 Response is by calcification or calcific scaring
36 Nerve fibres terminate in odontoblastic region as free nerve endings	36 Nerve fibres end among odontoblasts and beyond predentin
37 Density of innervation is less so the teeth are less sensitive to operative procedures	37 Density of innervation greater, thereby leading to more sensitivity
38 Reparative dentin formation below arrested caries is more extensive	38 Less reparative dentine formation as compared to primary teeth
39 Poor localization of infection and inflammation	39 Better localization of infection and inflammation

CAPÍTULO 4

COMPLEXO DENTINA-POLPA EM DENTES DECÍDUOS

Histologia[8]

A polpa de um dente decíduo é histologicamente semelhante à de um dente permanente. Os odontoblastos têm sido descritos tradicionalmente como células que revestem a periferia do espaço pulpar e estendem seus processos citoplasmáticos para dentro dos túbulos dentinários. Estas células possuem várias junções, que fornecem um meio de comunicação intercelular e ajudam a manter a posição relativa de uma célula em relação a outra. A zona livre de células está localizada logo abaixo da camada odontoblástica e contém um extenso plexo de nervos não mielinizados e capilares sanguíneos. O núcleo da polpa dentária contém vasos sanguíneos e nervos maiores, que estão rodeados por tecido conjuntivo frouxo. Embora esta descrição esteja correcta durante a dentinogénese ativa, é agora aceite que o tamanho dos odontoblastos e o conteúdo dos seus organelos citoplasmáticos variam ao longo do seu ciclo de vida e estão intimamente relacionados com a sua atividade funcional. A relação entre o tamanho dos odontoblastos e a sua atividade secretora pode ser demonstrada por diferenças no seu tamanho na coroa e na raiz e pode expressar diferentes taxas dentinogénicas nestas duas áreas do dente.

Os odontoblastos são células altamente especializadas e são responsáveis pela formação da dentina. Devido à extensão dos seus processos citoplasmáticos para o interior dos túbulos dentinários, estas células constituem a parte principal do complexo polpa-dentina. Quando este complexo é danificado por doença ou atrito ou afetado por procedimentos operatórios, reage na tentativa de defender a polpa.

Dentinogénese em estado saudável[9]

O epitélio interno do esmalte e a membrana basal que lhe está associada desempenham um papel importante na cito-diferenciação odontoblástica direta. Apresentam moléculas bioactivas, incluindo factores de crescimento imobilizados na membrana basal, que enviam sinais para as células da papila dentária, induzindo a diferenciação. Assim, os odontoblastos são células derivadas das células ecto-mesenquimais da papila dentária.

De acordo com Linde A, Goldberg M,[10] durante o estado pós-mitótico, os odontoblastos revestem a superfície formativa da matriz e começam a segregar dentina primária. No início da dentinogénese, durante a formação da dentina do manto, a mineralização é conseguida através da mediação das vesículas da matriz. Quando a formação do manto dentinário está completa e os odontoblastos formam uma camada de células bem compactadas, a matriz de dentina é produzida exclusivamente pelos odontoblastos. As outras células da polpa (na camada subodontoblástica e no núcleo pulpar), embora apoiem a dentinogénese, não desempenham um papel direto na secreção de dentina primária. À medida que a matriz é secretada, os odontoblastos movem-se em direção à polpa, deixando um único processo citoplasmático inserido num túbulo dentinário na matriz. Esses túbulos, que aumentam em densidade perto da polpa, conferem a propriedade de permeabilidade à dentina, uma caraterística que tem importância clínica significativa.

Após a secreção da maior parte da dentina durante a dentinogénese primária, a dentina secundária fisiológica é secretada a um ritmo muito mais lento durante todo o processo

A vida do dente, levando a uma lenta redução do tamanho da câmara pulpar. Os odontoblastos originais pós-mitóticos, responsáveis pela dentinogénese primária, sobrevivem durante toda a vida do dente, a menos que sejam sujeitos a lesões. Estas células permanecem numa fase de repouso após a dentinogénese primária, e a formação fisiológica de dentina secundária representa um nível basal de atividade celular na fase de repouso.

Resposta Dentinogénica à Lesão

O complexo dentina-polpa responde à lesão através da formação de novo tecido duro, principalmente dentina terciária, aumentando a distância entre a lesão e a polpa e, por vezes, diminuindo a permeabilidade da dentina (dentina esclerótica).

A natureza e a qualidade da dentina terciária dependem da sua estrutura tubular e influenciam a permeabilidade dentinária da área. Assim, no caso de uma lesão ligeira, os odontoblastos responsáveis pela odontogénese primária podem frequentemente sobreviver ao desafio e são estimulados a segregar **dentina reactiva**[11] sob o local da lesão. Como os odontoblastos originais são responsáveis por essa secreção de matriz, a continuidade tubular e a comunicação com a matriz dentinária primária estarão presentes. A dentina reactiva pode ser considerada como uma extensão da dentinogénese fisiológica. No entanto, por se tratar de uma resposta patológica a uma lesão, deve ser considerada distinta da dentinogénese primária e secundária.

Quando a lesão é grave, os odontoblastos abaixo da lesão podem morrer, mas se houver condições adequadas na polpa, uma nova geração de células semelhantes a odontoblastos pode se diferenciar das células pulpares subjacentes, secretando uma matriz de dentina reparadora. Como esta dentina é formada por uma nova geração de células, ocorrerá uma descontinuidade na estrutura tubular, com uma subsequente redução da permeabilidade.

Uma questão crítica que se coloca é "Quais são os factores responsáveis por desencadear a estimulação da atividade odontoblástica?" Embora ainda haja muito a aprender sobre o controlo molecular da atividade celular em geral e da atividade odontoblástica em particular, uma família de fatores de crescimento, a superfamília dos fatores de crescimento transformadores (TGFbeta), tem sido relatada como tendo efeitos extensos sobre as células mesenquimais de muitos tecidos conjuntivos.

Durante o desenvolvimento do dente, os odontoblastos secretam TGF-beta, sendo que alguns deles permanecem sequestrados na matriz dentinária. Estes TGF-betas podem ser libertados durante qualquer processo que leve à dissolução dos tecidos, como a cárie dentária ou o uso de condicionamento ácido. Assim, a matriz dentinária não deve ser considerada como um tecido duro dentário inerte, mas sim como um potencial armazém tecidular de um cocktail de moléculas bioactivas, particularmente factores de crescimento, à espera de serem libertadas se as condições tecidulares adequadas prevalecerem.

Em contraste com as respostas reactivas, a dentinogénese reparadora representa uma sequência mais complexa de processos biológicos. A migração e a diferenciação das células progenitoras pulpares devem ocorrer, criando uma nova geração de células semelhantes a odontoblastos, antes da secreção da matriz. Uma série de reacções estereotipadas de cicatrização ocorrerá no tecido conjuntivo pulpar, incluindo reacções inflamatórias vasculares e celulares. Experiências in vitro e in vivo sobre **odontogénese reparadora**[12] demonstram que a polpa não inflamada constitui um ambiente adequado onde as células competentes da polpa (potenciais pré odontoblastos) podem diferenciar-se em novas células semelhantes a odontoblastos, formando dentina reparadora.

Reacções à cárie dentária

Quando o processo carioso avança do esmalte para a dentina, a dentina esclerótica é formada pela aposição de minerais dentro e entre os túbulos (dentina intratubular e intertubular), e a dentina terciária reactiva é segregada. A dentina esclerótica pode ser observada nas radiografias como uma área radiopaca, uma vez que a aposição de minerais acima mencionada aumenta a radiopacidade desta dentina.

A qualidade e a quantidade de dentina terciária dependem da profundidade e da taxa de progressão da lesão cariosa. Quanto mais rápida for a progressão da lesão, mais pobre e irregular será a dentina reactiva. Além disso, se o irritante nocivo for demasiado intenso, os processos citoplasmáticos dos odontoblastos degeneram e formam-se "trajectos mortos". Quando o processo carioso avança mais rapidamente do que a elaboração da dentina reactiva, os vasos sanguíneos da polpa dilatam-se e tornam-se evidentes células inflamatórias dispersas, particularmente subjacentes à área dos túbulos dentinários envolvidos (fase de transição). Se a lesão cariosa não for tratada, acabará por ocorrer uma exposição franca. A polpa reagirá com uma infiltração de células inflamatórias agudas e a pulpite crónica tornar-se-á aguda. Um pequeno abcesso pode desenvolver-se sob a região da exposição, e as células da série inflamatória crónica podem formar-se mais longe da área central de irritação. O resto da polpa pode não estar inflamado (pulpite crónica parcial com exacerbação aguda). À medida que a exposição progride, a polpa pode sofrer necrose parcial, seguida, nalguns casos, de necrose total.

A drenagem é, aparentemente, o fator que determina a ocorrência de necrose parcial ou total. Se a polpa estiver aberta e a drenagem puder ocorrer, o tecido apical pode permanecer não inflamado ou cronicamente inflamado. Se a drenagem for impedida pelo acondicionamento de alimentos ou por uma restauração, toda a polpa pode tornar-se **necrótica**[13] .

CAPÍTULO 5

DOENÇAS DA POLPA[3]

Até meados da década de 1970, acreditava-se que a patologia endodôntica era causada principalmente por estafilococos e estreptococos aeróbicos. No entanto, com o advento de métodos práticos de cultura de aneróbios, tornou-se evidente que a doença endodôntica começa como infecções polimicrobianas dominadas por espécies anaeróbias. Assim, está bem estabelecido que a patologia periapical é o resultado de bactérias, dos seus produtos e da resposta do hospedeiro às mesmas. A seguinte classificação de emergências e procedimentos foi concebida para simplificar a seleção de um método de tratamento eficaz.

CLASSIFICAÇÃO DAS DOENÇAS DA POLPA:

1. PULPITE

i) Reversível

Sintomático (agudo)

Assintomático (crónico)

ii) Irreversível

Aguda

Crónica

Assintomático com exposição Pulpite hiperplásica Reabsorção interna

2 .DEGENERAÇÃO DA POLPA

3 NECROSE

PULPITE REVERSÍVEL:

Definição:

Condição inflamatória ligeira a moderada da polpa causada por estímulos nocivos, em que a polpa é capaz de regressar ao estado não inflamado após a remoção dos estímulos.

Sintomas:

Dor aguda que dura um momento e que desaparece logo após a remoção do estímulo.

Mais dores com o frio.

Tratamento:

Dessensibilização, se a causa for devida à exposição da dentina.

Remoção dos estímulos.

Correção da causa, com bom isolamento.

PULPITE IRREVERSÍVEL:

Definição:

Inflamação persistente da polpa, sintomática ou assintomática, causada por um estímulo nocivo. Pode ser aguda, subaguda ou crónica; pode ser parcial ou total. A polpa pode estar infetada ou estéril.

Sintomas:

Cedo

Paroxismos de dor, devido a mudanças bruscas de temperatura ou pressão.

Dor espontânea que persiste durante vários minutos a horas após a remoção do estímulo. Dor aguda, penetrante ou em forma de tiro.

A dor pode aumentar com a mudança de posição, como dobrar-se ou deitar-se.

A dor pode ser referida aos dentes adjacentes, à zona temporal ou ao seio maxilar.

Tarde:

Dor de tipo aborrecido, roedor ou latejante.

Tratamento:

Pulpectomia ou tratamento do canal radicular.

PULPITE HIPERPLÁSICA CRÓNICA:

Também chamado de pólipo pulpar.

Ocorre em dentes com extensa exposição cariosa da polpa, devido a uma irritação de longa duração e de baixo grau.

Caracterizado pelo desenvolvimento de tecido de granulação, coberto por epitélio.

Normalmente assintomática, a dor pode estar presente durante a mastigação.

Tratamento:

Remoção do pólipo pulpar e extirpação ou extração da polpa.

REABSORÇÃO INTERNA:

Definição:

Processo idiopático, lento ou rapidamente progressivo, que ocorre na dentina da câmara pulpar ou do canal pulpar dos dentes.

Sintomas:

Assintomático

A coroa pode aparecer cor-de-rosa, designada por mancha cor-de-rosa.

Ocorre devido à atividade osteoclástica.

Tratamento:

Extirpação da polpa e procedimento endodôntico de rotina ou extração.

NECROSE DA POLPA:

Deve-se à morte da polpa, que pode ser parcial ou total.

Sintomas:

Assintomático

Descoloração da coroa.

Tratamento:

Pulpectomia ou tratamento do canal radicular.

As outras emergências endodônticas comuns em crianças são: O ABCESSO AGUDO E

CRÓNICO.

ABCESSO ALVEOLAR AGUDO:

Definição:

Coleção localizada de pus no osso alveolar no ápice da raiz do dente, com extensão da infeção através do forame apical para os tecidos perirradiculares.

Sintomas:

Inicial

Ternura

Dor intensa e latejante com inchaço dos tecidos moles.

À medida que avança

O inchaço torna-se mais pronunciado.

O dente torna-se elevado e móvel.

Não tratado

Provoca osteíte, celulite e osteomielite.

Sintomas gerais:

Irritabilidade, palidez e perda de sono.

Ligeiro aumento da temperatura corporal.

Calafrios, mal-estar e dor de cabeça.

As alterações radiográficas são mínimas - devido ao curto período de tempo e ao facto de estar confinada apenas ao osso medular.

Tratamento:

Estabelecimento de drenagem.

Tratamento do canal radicular ou pulpectomia.

ABCESSO CRÓNICO:

Devido a uma infeção de baixo grau, de longa data, do osso perirradicular.

Surge quando há uma descarga contínua através da formação do trato sinusal.

CAPÍTULO 6

DIAGNÓSTICO CLÍNICO PULPAR

Antes de iniciar os procedimentos de restauração num dente, deve ser efectuado um exame clínico e radiográfico completo. Além disso, a história do caso e qualquer historial médico pertinente devem ser cuidadosamente revistos.

As radiografias periapicais e da asa dentada são essenciais para completar o diagnóstico. O exame dos tecidos moles e duros para detetar qualquer patose aparente é uma parte rotineira do exame.

Não existem ferramentas de diagnóstico clínico fiáveis para avaliar com precisão o estado da polpa que se tornou inflamada. Uma determinação exacta da extensão da inflamação na polpa não pode ser feita sem um exame histológico. **De acordo com Mc Donald RE, Avery DR**[14], O diagnóstico da saúde pulpar na polpa exposta de crianças é difícil. A correlação entre os sintomas clínicos e as condições histopatológicas é fraca.

Embora os testes de diagnóstico sejam reconhecidamente pobres para avaliar o grau de inflamação na polpa primária e na polpa permanente jovem, devem ser sempre efectuados para obter o máximo de informação possível para ajudar no diagnóstico antes do tratamento.

História e características da dor[15]

A história e as características da dor são muitas vezes importantes para determinar se a polpa está numa condição tratável. Uma história de dor de dente espontânea está geralmente associada a extensas alterações degenerativas na polpa de um dente decíduo; no entanto, a ausência de dor não pode ser usada para julgar o estado pulpar, porque vários graus de degeneração (ou mesmo necrose completa) da polpa são vistos sem qualquer história de dor. Assim, as crianças podem ter lesões cariosas extensas, muitas vezes com parulas drenantes, sem história aparente de dor. ou. se os problemas dentários se desenvolveram cedo (por exemplo, com cáries do biberão), a criança pode não ter experiência de sentir os dentes de outra forma. Tendo consciência destas limitações, o dentista deve distinguir entre dois tipos principais de dor dentária, provocada e espontânea.

A queixa principal e a história de dor são factores importantes a considerar para estabelecer um diagnóstico. Além disso, é imperativo ter uma história clínica exacta. Uma criança com uma doença sistémica pode exigir uma abordagem de tratamento diferente da utilizada para uma criança saudável.

Exame clínico[16]

Um exame extra-oral **e intra-oral** cuidadoso é de extrema importância para detetar a presença de um dente com envolvimento pulpar. Vários sinais, como vermelhidão e inchaço do vestíbulo ou dentes grosseiramente cariados com parulas drenantes, indicam definitivamente patologias pulpares. Além disso, deve prestar-se atenção a restaurações ausentes ou fracturadas ou a restaurações com rutura marginal cariosa, uma vez que estas também podem indicar envolvimento pulpar.

A palpação, a avaliação da mobilidade dentária e a sensibilidade à percussão são ferramentas de diagnóstico úteis, embora por vezes não sejam muito fiáveis nos dentes decíduos de crianças pequenas, devido aos aspectos psicológicos envolvidos A flutuação, sentida através da palpação de uma prega mucobucal inchada, pode ser a expressão de um abcesso dentoalveolar agudo antes da exteriorização. A destruição óssea após um abcesso dentoalveolar crónico também pode ser detectada por palpação.

Percussão e mobilidade[16]

A mobilidade dentária nem sempre é um teste confiável de patose pulpar em dentes decíduos. Durante as fases de reabsorção radicular fisiológica ativa, os dentes decíduos com polpas normais podem ter vários graus de mobilidade. Além disso, os dentes com diferentes graus de inflamação pulpar podem ter muito pouca mobilidade.

A comparação da mobilidade de um dente suspeito com o seu dente contralateral é de particular importância. Se for observada uma diferença significativa, pode suspeitar-se de inflamação pulpar. Deve-se ter cuidado para não interpretar erroneamente como patológica a mobilidade presente durante o período normal de esfoliação.

A sensibilidade à percussão pode revelar um dente doloroso em que a inflamação pulpar progrediu até envolver o ligamento periodontal, uma reação irreversível (periodontite perirradicular aguda). No entanto, há que ter cuidado na interpretação destes testes, pois a sensibilidade pode dever-se a uma impactação alimentar, caso em que a polpa seria ainda tratável. Um autor sugere que a percussão deve ser feita muito suavemente com a ponta de um dedo e não com a extremidade de um espelho dentário para não expor a criança a estímulos desconfortáveis desnecessários.

Testes de pasta de papel[17]

O verificador **elétrico da polpa** é de pouco valor na dentição primária ou em dentes permanentes jovens com ápices incompletamente desenvolvidos. Embora o aparelho possa indicar vitalidade, não fornecerá dados fiáveis sobre a extensão da inflamação na polpa. Muitas crianças com dentes perfeitamente normais não respondem ao medidor elétrico de polpa, mesmo nas definições mais elevadas. A estes factores acresce a falta de fiabilidade da resposta nas crianças pequenas devido à apreensão, ao medo ou a problemas de gestão.

Os testes térmicos também não são geralmente fiáveis na dentição decídua para determinar o estado da polpa.

OS MÉTODOS MAIS RECENTES SÃO:

Fluxometria Doppler a laser

O fluxómetro laser Doppler, desenvolvido nos anos 70 para medir a velocidade dos glóbulos vermelhos nos capilares, é uma alternativa não invasiva, objetiva e indolor aos métodos tradicionais de estimulação neural, sendo por isso um teste promissor para crianças pequenas. O fluxómetro produziu flutuações irregulares ou traços de picos muito acentuados que foram atribuídos a um artefacto de movimento.

Oxímetro de pulso

Para determinar a saturação de oxigénio, o oxímetro de pulso mede e compara as amplitudes das relações entre a luz infravermelha transmitida e a luz vermelha.Estas características permitem inferir que o oxímetro de pulso também é capaz de avaliar o estado da vasculatura sanguínea dentro de um dente e, portanto, a vitalidade da polpa. Espectrometria de duplo comprimento de onda

Este mede a alteração da oxigenação do sangue no leito capilar do tecido dentário, não dependendo assim de um fluxo sanguíneo pulsátil.

Câmara Hughes Probeye

Este é utilizado para detetar alterações de temperatura tão pequenas como 0,1 graus Celsius, pelo que tem sido utilizado para medir experimentalmente a vitalidade da polpa.

Exposições pulpares e hemorragia

Starkey PE,[18] referiu que as dimensões da exposição, a aparência da polpa e a quantidade de hemorragia são factores importantes para diagnosticar a extensão da inflamação numa polpa exposta por cárie. Uma exposição cariosa verdadeira é sempre acompanhada de inflamação pulpar.

A exposição cariosa pontual pode ter uma inflamação pulpar que varia de mínima a extensa até à necrose completa. No entanto, a exposição maciça tem sempre inflamação generalizada ou necrose e não é candidata a qualquer forma de terapia pulpar vital, exceto em dentes permanentes jovens com desenvolvimento radicular incompleto. A hemorragia excessiva num local de exposição ou durante a amputação da polpa é evidência de inflamação extensa. Estes dentes devem ser considerados candidatos a pulpectomia ou extração.

Exame radiográfico

De acordo com Fuks AB,[19] o exame clínico deve ser seguido por radiografias de alta qualidade da asa da mordida. As radiolucências interradiculares, um achado comum em dentes decíduos com patologias pulpares, podem ser melhor observadas em radiografias de asa de mordida. Se a área apical não puder ser claramente observada em tal filme, deve ser feita uma vista periapical do lado afetado. A integridade da lâmina dura do dente afetado deve ser comparada com a dos dentes adjacentes ou contralaterais.

As radiografias actuais são essenciais no exame de cáries e alterações periapicais. A interpretação das radiografias é complicada nas crianças devido à reabsorção fisiológica da raiz dos dentes decíduos e às raízes incompletamente formadas dos dentes permanentes. Se o clínico não estiver familiarizado com o diagnóstico de radiografias de crianças ou não tiver radiografias de boa qualidade, estas circunstâncias que ocorrem normalmente podem facilmente levar a uma interpretação incorrecta da anatomia normal para alterações patológicas.

As radiografias nem sempre demonstram a patose peripical, nem a proximidade da cárie à polpa pode ser sempre determinada com exatidão. O que pode parecer uma barreira intacta de dentina secundária sobre a polpa pode, na verdade, ser uma massa perfurada de dentina irregularmente calcificada e cariada sobre uma polpa com inflamação extensa. A presença de massas calcificadas dentro da polpa é importante para fazer um diagnóstico do estado pulpar. A irritação ligeira e crónica da polpa estimula a formação de dentina reactiva terciária. Quando a irritação é aguda e de início rápido, o mecanismo de defesa pode não ter a oportunidade de formar dentina reactiva. Quando o processo patológico atinge a polpa, esta pode formar massas calcificadas longe do local de exposição. Essas massas calcificadas estão sempre associadas à degeneração pulpar avançada na câmara pulpar e à inflamação do tecido pulpar nos canais.

As alterações patológicas nos tecidos periapicais que envolvem os molares decíduos são mais frequentemente aparentes nas áreas de bifurcação ou trifurcação do que nos ápices (por exemplo, em dentes permanentes). A reabsorção patológica do osso e da raiz indica uma degeneração pulpar avançada que se espalhou para o tecido periapical. O tecido pulpar pode permanecer vital mesmo com essas alterações degenerativas avançadas.

A reabsorção interna ocorre frequentemente na dentição decídua após o envolvimento pulpar. Está sempre associada a uma inflamação extensa e geralmente ocorre nos canais radiculares dos molares adjacentes à área de bifurcação ou trifurcação. Devido à finura das raízes dos molares primários, uma vez que a reabsorção interna se torna suficientemente avançada para ser vista em radiografias, geralmente há uma perfuração da raiz pela reabsorção. Em alguns casos, no entanto, o processo é reversível e auto-corrigível, e a área reabsorvida é preenchida por um tecido mineralizado. **De acordo com Smith AJ** ,[20] Se uma perfuração da raiz ocorrer devido à reabsorção interna, todas as formas de terapia pulpar são contra-indicadas. O tratamento de eleição é a observação (se a área de reabsorção estiver confinada ao dente) ou a extração (se o processo tiver atingido o osso).

As radiografias são valiosas como auxiliares na visualização da presença ou ausência dos seguintes elementos.

Cáries profundas com possível ou definitivo envolvimento da polpa.

Restaurações profundas perto de um corno pulpar.

Pulpotomia ou pulpectomia bem sucedida ou mal sucedida.

Alterações pulpares, como calcificações pulpares (dentículos) e obliteração pulpar. Reabsorção patológica da raiz, que pode ser interna (dentro do canal radicular) ou externa (afectando a raiz ou o osso circundante). A reabsorção interna indica a inflamação de uma polpa vital, enquanto a reabsorção externa demonstra uma polpa não vital com inflamação extensa, incluindo a reabsorção do osso adjacente.

Radiolucências periapicais e interradiculares do osso. Nos dentes decíduos, qualquer radiolucidez associada a um dente não vital geralmente está localizada na área de furca, e não nos ápices. Isso se deve à presença de canais acessórios na área do assoalho pulpar. Assim, um filme de mordida é frequentemente um auxílio de diagnóstico útil, particularmente em molares superiores, onde o pré-molar em desenvolvimento obscurece a furca numa radiografia periapical.

Um autor enfatiza que o dentista deve estar familiarizado com os factores normais que complicam a interpretação das radiografias em crianças - ou seja, os maiores espaços da medula óssea, a sobreposição de botões dentários em desenvolvimento e os padrões normais de reabsorção dos dentes.

Diagnóstico operatório

De acordo com Guthrie TJ, Mc Donald RE,[21] Os investigadores tentaram utilizar a primeira gota de hemorragia de um local de polpa exposta como um "auxiliar de diagnóstico" para determinar a extensão da degeneração dentro da polpa. Foi efectuada uma contagem diferencial de glóbulos brancos (i.e., hemograma) para cada um dos dentes incluídos no estudo. Obteve-se uma história detalhada, incluindo percussão, teste elétrico da polpa, testes térmicos, mobilidade e história de dor. Os dentes foram extraídos e examinados histologicamente. Após a correlação dos achados histológicos com o hemograma e uma história detalhada, determinou-se que os testes de percussão, elétrico e térmico da polpa,

e a mobilidade não eram fiáveis para estabelecer o grau de inflamação pulpar. O hemograma não forneceu evidências fiáveis de degeneração pulpar, embora os dentes com degeneração avançada da polpa envolvendo os canais radiculares tivessem uma contagem elevada de neutrófilos. Um achado consistente do estudo, no entanto, foi a degeneração avançada do tecido pulpar em dentes com histórico de dor de dente espontânea. Dentes decíduos com história de dor de dente espontânea e não provocada não devem, na maioria dos casos, ser considerados para qualquer forma de terapia pulpar sem ser pulpectomia ou extração, exceto no caso de papilite causada por impactação de alimentos.

Por vezes, o diagnóstico final só pode ser alcançado através da avaliação direta do tecido pulpar e a decisão sobre o tratamento é tomada em conformidade. Por exemplo, se for planeada uma pulpotomia com formocresol, a natureza da hemorragia do local da amputação deve ser normal (cor vermelha e hemostasia evidente em menos de 5 minutos com uma ligeira pressão de uma bola de algodão). Se a hemorragia persistir, deve ser efectuado um tratamento mais radical (pulpectomia ou extração), porque uma hemorragia excessiva indica que a inflamação atingiu a polpa radicular. Em termos gerais, se estiver presente um pólipo pulpar e a hemorragia parar normalmente após a amputação da polpa coronal, pode ser efectuada uma pulpotomia com formocresol em vez de um procedimento mais radical[19] .

AVALIAÇÃO INDIVIDUAL DOS DENTES

As seguintes perguntas devem ser respondidas antes de planear um tratamento.

Um dente pode ser restaurado se a terapia pulpar puder ser efectuada?

A idade dentária da criança justifica a retenção do dente em causa? O estado da polpa é passível de terapia pulpar?

DIFERENTES TIPOS DE TERAPIA PULPAR

Dentes decíduosDentes permanentes jovens

1. capeamento indireto da pasta 1. capeamento indireto da pasta 2. capeamento direto da pasta 2. capeamento direto da pasta

3 Pulpotomia3 .Pulpotomia/Apexificação

4 Pulpectomia4 .Apexificação

CLASSIFICAÇÃO DOS INSTRUMENTOS ENDODÔNTICOS

Segundo a Ingle [41]

Grupo 1: Apenas para uso manual - limas, tanto de tipo K como de tipo H, alargadores, brochas, buchas, espátulas.

Grupo 11: Tipo de trinco acionado pelo motor:-O mesmo modelo do grupo 1, mas feito para ser ligado a uma peça de mão. Incluem-se também os enchimentos de pasta.

Grupo 111: Brocas ou alargadores do tipo trinco accionados por motor, tais como os alargadores Gates Glidden, Paeso e os alargadores do tipo A,D-,O-,KO-,T-,M e o escareador de raízes Kurer.

Grupo1V: Pontas do canal radicular-Gutta percha, prata, papel

De acordo com Grossman[97] (com base nas suas funções)

Exploração: Para localizar o orifício do canal e para determinar ou ajudar a obter a patência do canal radicular. Exemplos são as brocas lisas e o explorador endodôntico **Desbridamento:** Para extirpar a polpa e remover detritos e outros materiais estranhos. Um exemplo é a broca farpada.

Moldagem: Para moldar o canal radicular lateral e apicalmente, os exemplos são alargadores e limas

Obturador: Para cimentar e embalar a guta percha no canal radicular. Exemplos são os obturadores, os expansores e as espirais de lentulo

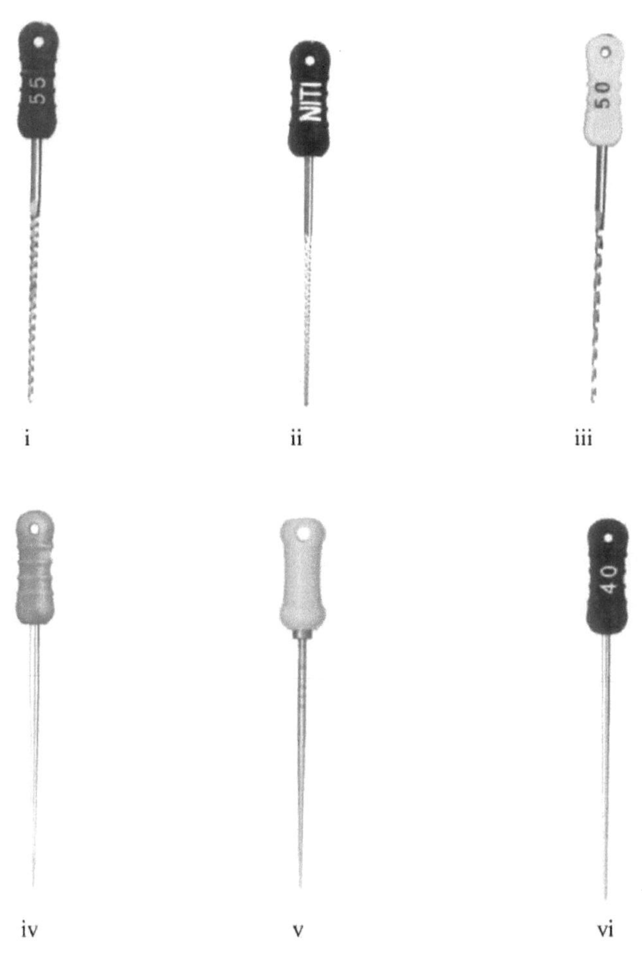

Instrumentos endodônticos

(1) Lima K, ii. Lima Ni-Ti H, iii. Alargador, iv. Espátula, v. Espátula Ni-Ti, vi. Obturador

CAPÍTULO 7

TERAPIA PULPAR VITAL (Proteção da polpa)

A Academia Americana de Odontopediatria (AAPD),[22] recomenda a colocação de uma base ou revestimento protetor nas paredes pulpares e axiais de um preparo cavitário para atuar como uma barreira protetora entre o material restaurador e o dente. A dentina é permeável e permite o movimento de materiais da cavidade oral para a polpa e vice-versa. Durante vários anos, acreditou-se que a inflamação da polpa era causada pelos efeitos tóxicos dos materiais dentários. Atualmente, no entanto, existem provas suficientes de que a inflamação pulpar resultante dos materiais dentários é ligeira e transitória, ocorrendo as reacções adversas como resultado da invasão pulpar por bactérias ou pelas suas toxinas. A fuga marginal contínua com cáries recorrentes secundárias é provavelmente a causa mais comum de degeneração pulpar sob restaurações;

Esta irritação pulpar está frequentemente relacionada com a permeabilidade da dentina. Em cavidades profundas, a dentina que cobre a polpa é fina, e os túbulos têm um diâmetro grande e estão muito próximos uns dos outros. Esta dentina é extremamente permeável e deve ser coberta com um material que vede bem a dentina, normalmente o cimento de ionómero de vidro.

De acordo com Craig GR[23] , o verniz Copal foi utilizado para selar a interface amálgama-dente até se formarem produtos de corrosão para eliminar a lacuna e proporcionar uma barreira contra a passagem de irritantes. Os materiais mais recentes a serem utilizados como selantes de cavidades são aqueles que demonstraram uma capacidade de ligação multi-substrato para unir o material de restauração ao dente. Estes incluem cimentos de resina, ionómeros de vidro e agentes de ligação à dentina. A utilização destes materiais para unir o compósito à estrutura dentária é um procedimento bem documentado e aceite. No entanto, a sua utilização em conjunto com a amálgama é mais controversa. A camada adesiva insolúvel pode atuar como uma barreira para evitar que os produtos de corrosão da amálgama vedem utilmente o espaço. Assim, os agentes de ligação à dentina por baixo da amálgama podem potencialmente colocar o paciente num risco maior de fuga marginal e cáries recorrentes a longo prazo. **Mahler et al ,**[24] não observaram qualquer diferença entre as restaurações de amálgama colocadas com e sem ligação após um ano e concluíram que a utilização de agentes de ligação sob as obturações de amálgama tradicionais

não deve ser recomendada. Assim, os revestimentos ou bases de proteção devem ser colocados apenas nas verticais profundas que se aproximam da polpa.

TERAPIA PULPAR INDIRECTA

Definição:

O capeamento pulpar indireto é definido como a aplicação de um medicamento sobre uma fina camada de dentina cariada remanescente, após escavação profunda, sem exposição da polpa.

Damele (1961),[5] descreveu o objetivo do capeamento pulpar indireto como a utilização de dentina "reconstruída" para evitar a exposição pulpar.

Mc Donald: O procedimento no qual apenas a cárie grosseira é removida da lesão e a cavidade é selada durante algum tempo, com um agente bactericida, é referido como tratamento pulpar indireto.

O tratamento de capeamento pulpar indireto é recomendado para dentes com lesões cariosas profundas que se aproximam da polpa, mas sem sinais ou sintomas de degeneração pulpar. Neste procedimento, a camada mais profunda da dentina cariada remanescente é coberta com um material biocompatível para evitar a exposição da polpa e trauma adicional ao dente. Isto resulta na deposição de dentina terciária, que aumenta a distância entre a dentina afetada e a polpa, e na deposição de dentina peritubular (esclerótica), que diminui a permeabilidade da dentina. O objetivo final da terapia pulpar indireta é interromper o processo carioso, promovendo a esclerose dentinária e estimulando a promoção de dentina reacional com remineralização da dentina cariada, preservando a vitalidade pulpar. O procedimento permite que o dente utilize os mecanismos naturais de proteção da polpa contra a cárie. Baseia-se na teoria de que existe uma zona de dentina afetada e desmineralizada entre a camada externa infetada de dentina e a polpa. Quando a dentina infetada é removida, a dentina afetada pode remineralizar-se e os odontoblastos formam dentina reactiva, evitando assim a exposição da polpa.

Para evitar a microinfiltração, é importante remover completamente a dentina cariada da junção dentino-esmalte (DEJ) e das paredes laterais da cavidade, de modo a obter uma vedação interfacial óptima entre o dente e o material de restauração.

O dilema que os clínicos enfrentam está na avaliação da quantidade de cárie a ser deixada no assoalho pulpar ou axial. O tecido cariado que deve permanecer no final da preparação da cavidade é a quantidade que, se removida, resultaria numa exposição excessiva. É difícil determinar se uma área é uma lesão cariosa infetada ou uma zona desmineralizada livre de bactérias. O melhor marcador clínico é a qualidade da dentina: a dentina mole e mole deve ser removida, e a dentina dura e descolorida pode ser indiretamente capeada. O objetivo final deste tratamento é manter a vitalidade da polpa (1) Parando o processo carioso,

(2) Favorecer a esclerose da dentina (redução da permeabilidade),

(3) Estimular a formação de dentina terciária, e

(4) Remineralização da dentina cariada.

De acordo com Miyauchi H et al,[26] a remineralização fisiológica só pode ocorrer se a camada interna da cárie contiver fibras de colagénio sãs e processos odontoblásticos vivos. As fibras de colagénio sólidas funcionam como uma base à qual os cristais de apatite se fixam. Os processos odontoblásticos vivos fornecem fosfato de cálcio da polpa vital para a remineralização fisiológica.

Tatsumi T,[27] produziu uma dentina desmineralizada artificialmente com uma camada exterior corável com um corante detetor de cáries e uma camada interior transparente que não era corável. Os dentes foram restaurados com restaurações de compósito entregues, após condicionamento ácido com ácido fosfórico a 40%. Após um período de estudo de 4 meses, a remineralização completa foi estabelecida por testes de dureza e concentração de cálcio igual à da dentina normal.

De acordo com Fusuyama T e Okusl et al,[28] Existe desacordo quanto ao facto de as camadas profundas da dentina cariada estarem infectadas. Vários estudos mostraram que as lesões cariosas profundas estavam infectadas, enquanto outro estudo relatou uma área de dentina amolecida e descolorida muito antes da contaminação bacteriana em cáries agudas. Ainda outros estudos descobriram que a maioria dos organismos tinha sido removida após a remoção da dentina amolecida, embora a incidência de contaminação bacteriana fosse maior nos dentes decíduos do que nos dentes permanentes; no entanto, alguns túbulos dentinários ainda continham pequenos números de bactérias.

Kopal HM,[29] Resumiu os resultados de vários estudos sobre o processo carioso e identificou três camadas distintas na cárie ativa:

(1) Dentina mole necrótica não dolorosa à estimulação e grosseiramente infetada com bactérias.

(2) Dentina firme mas amolecida, dolorosa à estimulação mas contendo menos bactérias.

(3) Dentina ligeiramente descolorida, dura e sólida, com poucas bactérias e dolorosa à estimulação.

.

Na terapia pulpar indireta, as camadas exteriores da dentina cariada são removidas. Assim, a maioria das bactérias é eliminada da lesão. Quando a lesão é selada, o substrato sobre o qual as bactérias actuam para produzir ácido também é removido. A exposição da polpa ocorre quando o processo carioso avança mais rápido que o mecanismo de reação da polpa. Com a paragem do processo carioso, o mecanismo reativo é capaz de depositar dentina adicional e evitar a exposição da polpa.

Embora a dentina cariada deixada no dente contenha provavelmente algumas bactérias, o número de organismos pode ser grandemente diminuído quando esta camada é coberta com óxido de zinco-eugenol (ZOE) ou hidróxido de cálcio.

De acordo com Loyda Rodriguez JP et al,[30] Os cimentos de ionómero de vidro têm sido utilizados com sucesso em procedimentos de terapia pulpar indireta nas últimas 2 décadas, principalmente devido ao seu efeito antimicrobiano e de remineralização sobre as cáries.

Embora o hidróxido **de cálcio Ca(0H)2 e o ZOE,**[31] , tenham sido tradicionalmente os materiais colocados sobre a dentina afetada remanescente, numerosos relatórios sobre a utilização de compósitos condicionados com ácido e colados mostraram resultados igualmente favoráveis. Estes estudos demonstraram que não é o material que é aplicado; é uma vedação adequada para evitar a microfuga bacteriana que permite a cicatrização.

A terapia pulpar indireta provou ser uma técnica muito bem sucedida quando os casos são corretamente seleccionados. Os relatos mostram sucessos que variam de 74% a 99%. As diferenças na seleção dos casos, a duração do estudo e o tipo de investigação são responsáveis pelas variações no sucesso. O relatório de Frankel sobre a terapia pulpar na densidade pediátrica fornece uma revisão completa da literatura anterior sobre a terapia pulpar indireta.

Revisão histórica

O conceito de capeamento pulpar indireto foi descrito pela primeira vez por Pierre Fauchard, conforme relatado por John Tomes em meados do século XVIIIth , que recomendou que todas as cáries não fossem removidas em cavidades profundas e sensíveis "por receio de expor o nervo e tornar a cura pior do que a doença". John Tomes, nos seus meados do século XIXth

afirmou: "É melhor deixar uma camada de dentina descolorida para proteger a polpa do que correr o risco de sacrificar o dente." Embora nenhum destes pioneiros da medicina dentária tenha referido qualquer medicação específica para a dentina amolecida, eles reconhecem a capacidade de cicatrização da polpa.

Em 1891, W.D.miller,[32] discutiu vários "anti-sépticos" que deviam ser utilizados para esterilizar a dentina. Em contraste com estes primeiros relatórios que defendiam uma gestão conservadora das lesões profundas, **G.V.Black,**[33] considerou que, no interesse da prática dentária científica, nenhum material cariado ou amolecido deveria ser deixado numa preparação de cavidade, quer a polpa estivesse ou não exposta.

Técnica de terapia pulpar indireta

A terapia pulpar indireta é utilizada quando a inflamação pulpar é considerada mínima e a remoção completa da cárie causaria provavelmente uma exposição pulpar. É efectuado um diagnóstico cuidadoso do estado da polpa antes de se iniciar o tratamento. Qualquer dente que se considere ter uma inflamação generalizada ou evidência de patose periapical não é candidato a ser tratado com terapia pulpar indireta.

O dente é anestesiado e isolado com um dique de borracha. Deve-se ter o cuidado de eliminar todas as cáries na JDE. Devido à sua proximidade com a superfície, as cáries deixadas nesta área irão provavelmente causar fracasso. Se houver comunicação da cárie com a cavidade oral, o processo carioso continuará, resultando em fracasso.

A experiência clínica e uma boa compreensão do processo de progressão da cárie podem permitir um melhor controlo do "passo de remoção parcial da cárie"; a utilização de uma broca redonda grande (#6 ou #8) pode proporcionar melhores resultados do que a utilização de uma escavadora de colher. Também se deve ter cuidado ao remover as cáries para evitar a exposição da polpa. Os indicadores de cárie podem ajudar a determinar a extensão das camadas exteriores infectadas de cárie. Toda a dentina corada pelo corante indicador de cárie deve ser removida, embora a camada transparente interna não corada seja deixada intacta. A utilização de escavadoras de colher ao aproximar-se da polpa pode causar uma exposição através da remoção de um grande segmento de cárie. No entanto, se usada judiciosamente, uma escavadora de colher não é contra-indicada para remover cáries perto do DEJ. O esmalte minado não é removido porque ajudará a reter a obturação temporária.

Depois de todas as cáries (exceto as que se encontram sobre a polpa) terem sido removidas, é colocada uma obturação sedativa de ZOE ou $Ca(OH)_2$ sobre a dentina cariada remanescente e as áreas de escavação profunda. Os estudos demonstraram que ambos os materiais são eficazes, e não foram apresentadas provas convincentes de que um deles seja superior. Os investigadores demonstraram que o ionómero de vidro cria condições que levam à remineralização e sugerem que pode ser recomendado como uma boa base para o capeamento pulpar indireto. O dente é então selado externamente com um ZOE de presa dura (por exemplo, IRM Caulkj Dentsply, Milford, DEI), ou pode ser colocada amálgama. O selamento externo pode ser efectuado com um compósito colado e gravado com ácido.

Na última década, foi desenvolvida uma abordagem químico-mecânica para a escavação de cáries conhecida como **Carisolv** (Medi Team Dental @MediTeam, 2000 Sweden, www.Carisolv.com). Este método consiste num gel composto por três aminoácidos e uma concentração de hipoclorito de sódio (NaOCI) esfregado na dentina cariada com instrumentos manuais especialmente concebidos para o efeito. Com o Carisolv, a dentina sã e a dentina cariada são clinicamente separadas, e apenas a dentina cariada é removida, resultando numa preparação mais conservadora.

Quando é utilizada uma broca, é frequente a remoção de tecido saudável. A principal desvantagem desta técnica é o tempo necessário para completar o raciocínio do tratamento pulpar indireto é que poucas bactérias viáveis permanecem nas camadas mais profundas da dentina e, após a cavidade ter sido devidamente selada, elas serão inactivadas. Estes factos podem contraindicar um procedimento de dois passos, no qual o dente é reentrado com o objetivo de escavar a dentina previamente cariada e confirmar a formação de dentina reactiva. O procedimento corre o risco de criar uma exposição pulpar e de causar mais danos à polpa.[34] O tratamento restaurador atraumático, uma abordagem para tratar a cárie da dentina com instrumentos manuais e sem anestesia local, tem sido considerado uma forma de tratamento pulpar indireto.

De acordo com Tatsumi T et al,[27] Um procedimento alternativo, embora ainda um pouco controverso, envolve a colocação de um compósito colado com ataque ácido diretamente sobre a dentina afetada remanescente e áreas profundas de escavação para selar o dente contra a micro fuga de bactérias. Existem, no entanto, algumas preocupações relativamente a um tratamento pulpar indireto com estes materiais. **Nakajima M et al,**[35] encontraram uma perda significativa de resistência de união à dentina cariada humana quando comparada com a dentina sã. Esta descoberta leva-nos a questionar ainda mais a integridade do osso e a subsequente capacidade de impedir a invasão bacteriana de um substrato cariado.

Se a estrutura dentária remanescente for insuficiente para relacionar a obturação temporária, deve ser adaptada uma banda de aço inoxidável ou uma coroa temporária ao dente para manter o penso dentro do dente. Se o penso se perder e a

se as cáries remanescentes forem expostas aos fluidos orais, os efeitos desejados não poderão ser alcançados e ocorrerá uma falha.

Se esta remoção preliminar da cárie for bem sucedida, a inflamação será resolvida e a deposição de dentina reactiva por baixo da cárie permitirá a erradicação subsequente da cárie remanescente sem exposição pulpar.

De acordo com Murray PE et al,[36] A espessura remanescente da dentina (RDT) é aparentemente o fator mais significativo que determina a secreção de dentina reacional. A dentina reacional máxima foi observada num estudo em que a RDT nas cavidades estava entre 0,5 e 0,25 mm. A dentina reacional reduzida sob cavidades com um RDT abaixo de 0,25 mm, descrita no mesmo estudo, parece estar relacionada com a sobrevivência odontoblástica reduzida. Nestas cavidades profundas, pouco mais de 50% dos odontoblastos sobreviveram, enquanto que nas cavidades rasas, a sobrevivência odontoblástica foi de cerca de 85% ou mais, e apesar do corte do processo odontoblástico, as células responderam secretando dentina reacional. Os mesmos autores demonstraram que a escolha do material restaurador influenciou a secreção de dentina reactiva em menor grau do que a RDT. Dos materiais testados, o Ca(OH)2 teve a maior influência, seguido da resina composta, do ionómero de vidro modificado por resina e do ZOE.

Se o tratamento inicial for bem sucedido e o dente for reintroduzido, a cárie parece estar parada. A cor muda de um rosa avermelhado profundo para cinzento claro ou castanho claro, a textura muda de esponjosa e húmida para dura, e a cárie parece desidratada. Praticamente todas as bactérias são destruídas com o **ZOE e o penso de Ca(OH)2**[37] selado na lesão de cárie profunda. Após a remoção da cárie remanescente, o dente pode ser restaurado de forma permanente.

Camp,[38] descreveu a técnica de terapia pulpar indireta como sendo semelhante em dentes decíduos e permanentes, exceto que o dente permanente deve ser sempre reinserido para remover a cárie remanescente. Os autores acreditam que não é realista esperar que o selamento de uma restauração dure para sempre; a recontaminação levará rapidamente ao envolvimento pulpar. Atualmente, existe evidência suficiente de bom sucesso clínico e radiográfico sem reentrada, se a restauração for mantida sem fugas. Assim, se o dente estiver demasiado degradado, deve ser considerada a colocação de uma coroa. O valor de uma boa história, complementada por um exame clínico e radiográfico cuidadoso, não pode ser sobrestimado quando se tenta chegar a um diagnóstico exato. No entanto, por vezes, tal não pode ser conseguido e o prognóstico será afetado. O sucesso global da terapia pulpar indireta tem sido relatado como sendo superior às taxas de sucesso do capeamento pulpar direto ou da pulpotomia, os tratamentos pulpares alternativos em molares primários com cáries dentárias profundas. .

De acordo com T Ziofas D, Smith AJ et al,[39] Novas estratégias que utilizam moléculas bioactivas, tais como a proteína da matriz do esmalte (Emdogain) Medeon Science Park SE-20S 12 Malmo, Suécia) a ouTGF-beta (Genzyme Corporation, Framingham, MA), têm sido utilizadas experimentalmente para estimular a formação de dentina terciária e diminuir a permeabilidade da dentina, mas ainda não são utilizadas clinicamente.

Resposta ao tratamento

Sayegh descobriu que três tipos distintos de nova dentina em resposta ao capeamento pulpar indireto:

Dentina fibrilar celular aos 2 meses após o tratamento.

Presença de dentina globular durante os primeiros 3 meses e dentina tubular num padrão mais uniformemente mineralizado.

Neste estudo de 30 dentes decíduos e permanentes, **Sayegh,**[40] concluiu que a formação de nova dentina é mais rápida nos dentes com a dentina mais fina remanescente após a preparação da cavidade. Ele também descobriu que os tempos de tratamento mais longos aumentam a formação de dentina.

O diagnóstico do tipo de cárie influencia o planeamento do tratamento para o capeamento pulpar indireto. Na lesão ativa, a maior parte dos microrganismos relacionados com a cárie encontram-se nas camadas exteriores da cárie, enquanto as camadas descalcificadas mais profundas estão praticamente livres de bactérias. Na lesão detida, as camadas superficiais nem sempre estão contaminadas, especialmente quando a superfície é dura e coriácea. As camadas mais profundas são bastante escleróticas e livres de microorganismos. A dentina cariada profunda é ainda mais resistente à decomposição por ácidos e proteólise do que a dentina normal. Isto é especialmente verdade no caso de cáries presas.

Procedimentos para o capeamento indireto da polpa [41]

A seleção de casos com base na avaliação clínica e radiográfica para comprovar a saúde da polpa é fundamental para o sucesso. Apenas os dentes sem sinais e sintomas irreversíveis devem ser considerados para o capeamento pulpar indireto. As medidas a seguir devem ser empregadas para os dentes apropriados para essa técnica.

Indicações

A decisão de realizar o procedimento indireto de capeamento da pasta deve basear-se nas seguintes conclusões

História

Ligeiro desconforto devido a estímulos químicos e térmicos

Ausência de dor espontânea

Exame clínico

Grande lesão cariosa

Ausência de linfadenopatia

Aspeto normal da gengiva adjacente

Cor normal do dente

Exame radiográfico

Grande lesão cariosa na proximidade da polpa

Lâmina dura normal

Espaço do ligamento periodontal normal

Sem radiolucência inter-radicular ou periapical

Contra-indicações

Os factos que contra-indicam este procedimento são

1) História

Dor aguda e penetrante que persiste após a retirada do estímulo

Dor espontânea prolongada, sobretudo durante a noite

2) Exame cínico

Mobilidade dentária excessiva

Parulis na gengiva aproximando as raízes do dente Descoloração.

Não reação às técnicas de ensaio da pasta de papel.

3) Exame radiográfico

a. Grande lesão cariosa com aparente exposição pulpar

b. Interrupção ou fratura da lâmina dura

c. Espaço do ligamento periodontal alargado

d. Radiolucência nos ápices radiculares ou nas áreas de furca.

Se as indicações forem adequadas para o capeamento pulpar indireto, esse tratamento pode ser realizado em duas consultas ou numa única consulta.

Técnica de duas marcações (primeira sessão)

1. Administrar anestesia local e isolar com um dique de borracha.

2. Estabelecer o contorno da cavidade com uma peça de mão de alta velocidade.

3. Remover a maior parte da dentina mole, necrótica e infetada com uma broca redonda grande numa peça de mão de velocidade lenta sem expor a polpa.

4. Remover a dentina cariada periapical com escavadoras de colher afiadas. Irrigar a cavidade e secar com bolinhas de algodão.

5. Cubra a restante dentina afetada com uma compressa de hidróxido de cálcio de endurecimento rápido.

6. Preencher ou basear o resto da cavidade com uma resina forçada ZOE

cimento (IRM Dentsply -Caulk,.Milford).

7. Não perturbar esta cavidade selada durante 6 a 8 semanas. Poderá ser necessário utilizar amálgama, resina composta ou uma coroa de aço inoxidável como restauração final para manter este selamento.

Técnica das duas consultas (segunda sessão, 6 a 8 semanas mais tarde).

Se o dente estiver assintomático, os tecidos moles circundantes não apresentarem inchaço e a obturação temporária estiver intacta, a segunda etapa pode ser efectuada.

1. As radiografias de bitewing do dente tratado devem ser avaliadas quanto à presença de dentina reparadora

2. Utilizar novamente anestesia local e isolamento com dique de borracha.

3. Remova cuidadosamente todo o material de preenchimento temporário, especialmente o penso de hidróxido de cálcio sobre as porções profundas do pavimento da cavidade.

4. A restante dentina cariada afetada deve parecer desidratada e "escamosa" e deve ser facilmente removida. A área à volta da potencial exposição deve parecer esbranquiçada e pode ser macia, isto é "predentina". Não perturbar.

5. A preparação da cavidade deve ser irrigada e seca suavemente.

6. Cobrir todo o pavimento com uma compressa de hidróxido de cálcio de endurecimento difícil.

7. Deve ser colocada uma base com um cimento ZOE reforçado ou de ionómero de vidro, e o dente deve receber uma restauração definitiva.

Técnica de marcação de uma consulta

O valor da reentrada e da reescavação tem sido questionado por alguns clínicos quando visto à luz de numerosos estudos que relatam taxas de sucesso do capeamento pulpar indireto com hidróxido de cálcio que variam entre 73 e 98%. Nesta base, a necessidade de descobrir a dentina residual para remover a dentina desidratada e visualizar as alterações escleróticas tem sido questionada. A segunda entrada sujeita a polpa a um risco potencial de exposição devido a uma reescavação demasiado zelosa.

Leung et al e Fairbourn e colegas,[42] foram capazes de mostrar uma diminuição significativa de bactérias em lesões cariosas profundas depois de serem cobertas com hidróxido de cálcio ou um ZOE modificado (IRM) por períodos que variam de 1 a 15 meses. Estes investigadores sugeriram que a reentrada para remover a dentina cariada mínima residual após o capeamento com hidróxido de cálcio pode não ser necessária se a restauração final mantiver um selamento e o dente for assintomático.

Após a preparação da cavidade, se toda a dentina cariada foi removida exceto a parte que iria expor a polpa, a reentrada pode ser desnecessária. Por outro lado, se o clínico tivesse de deixar consideravelmente mais dentina cariada devido aos sintomas do paciente, a reentrada seria aconselhada para confirmar o estado da dentina reparadora e da exposição pulpar. Se ocorrer uma exposição pulpar durante a reentrada, seria indicada uma técnica de terapia pulpar mais invasiva, como o capeamento pulpar direto ou a pulpotomia. A seleção do dente para o capeamento pulpar indireto de uma consulta deve basear-se no julgamento clínico e na experiência com muitos casos, para além dos critérios anteriormente mencionados.

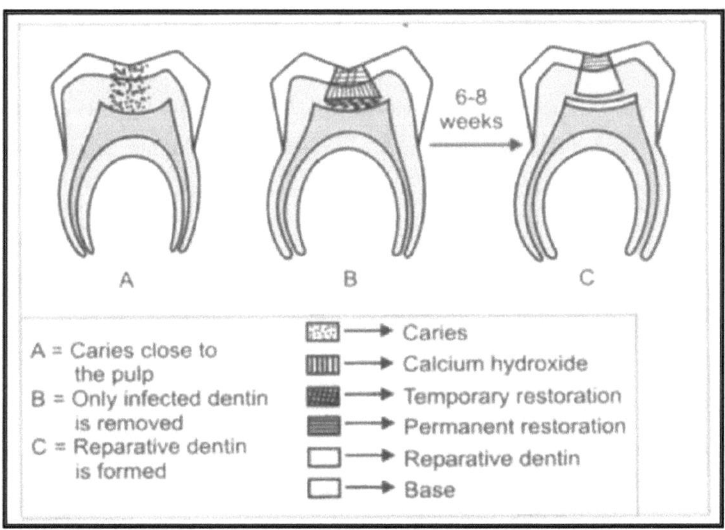

Avaliação da terapia

Uma avaliação histológica das reacções pulpares ao capeamento pulpar indireto foi relatada num número variável de amostras. **Law e Lewis,**[43] relataram a formação de dentina irritativa, uma camada odontoblástica ativa, uma zona intacta de weil e uma polpa ligeiramente hiperactiva com a presença de algumas células inflamatórias. **Held-Wydler,**[44] demonstrou dentina irritativa em 40 de 41 molares jovens nos quais a dentina cariada foi coberta com cimento ZOE. O tecido pulpar estava completamente normal ou ligeiramente inflamado durante um período de 34-630 dias. Na secção histológica foram demonstradas quatro camadas

(1) dentina cariada descalcificada

(2) Camadas rítmicas de dentina reparadora irregular

(3) Dentina tubular regular e

(4) Polpa normal com um ligeiro aumento do elemento fibroso.

King e colaboradores, bem como Aponte et al e Parikh et al,[45] determinaram que a camada residual de dentina cariada deixada na técnica de capeamento pulpar indireto pode ser esterilizada com cimento ZOE ou hidróxido de cálcio. No entanto, não se pode presumir que toda a dentina infetada ou afetada remanescente seja remineralizada. Em contraste com o ZOE, a dentina residual aumentará o seu conteúdo mineral quando em contacto com o hidróxido de cálcio.

Sawusch avaliou os revestimentos de hidróxido de cálcio para o capeamento pulpar indireto em dentes decíduos e dentes permanentes jovens. Após períodos que variaram de 13 a 21 meses, concluiu que o Dycal era um agente altamente eficaz.

Lado e Stanley,[46] demonstraram que os compostos de hidróxido de cálcio fotopolimerizáveis eram igualmente eficazes na inibição do crescimento de organismos normalmente encontrados na base de preparações cavitárias.

Deve ser permitido um período mínimo de tempo pós-tratamento pulpar indireto de 6 a 8 semanas para produzir uma remineralização adequada do pavimento da cavidade. Este resultado desejável depende essencialmente da manutenção de um selamento patente contra microinfiltração pelas restaurações provisórias e definitivas. A este respeito, a nova resina modifica os cimentos de ionómero de vidro e os agentes de ligação à dentina devem ser considerados.

CAPEAMENTO DIRECTO DA PASTA

Capeamento pulpar direto,[47] envolve a colocação de um agente biocompatível no tecido pulpar saudável que foi inadvertidamente exposto devido a escavação de cáries ou lesão traumática.

Objetivo
Para selar a polpa contra a fuga de bactérias.

Incentivar a polpa a isolar o local de exposição, iniciando uma ponte de dentina. Manter a vitalidade das regiões subjacentes do tecido pulpar.

Seleção de casos

O sucesso do capeamento pulpar direto depende de a polpa coronal e radicular estar saudável e livre de invasão bacteriana. O clínico pode basear-se no aspeto físico do

Tecido pulpar exposto.

Avaliação radicular e

Testes de diagnóstico para determinar o estado da polpa.

Indicações

1. A indicação clássica para o capeamento pulpar direto tem sido para exposições mecânicas "pontuais" que estão rodeadas de dentina sã.

2. O tecido pulpar exposto deve ter uma cor vermelha viva e uma ligeira hemorragia que é facilmente controlada com bolas de algodão seco aplicadas com uma pressão mínima.

Frigolleto observou que as pequenas exposições e um bom fornecimento de sangue têm o melhor potencial de cura.

3. Embora impreciso, o termo "pinpoint" transmite o conceito de pequenez do tecido exposto, que deve ter a menor possibilidade de acesso bacteriano. Uma diretriz empírica tem sido a de limitar a técnica a diâmetros de exposição inferiores a 1 mm.

4. **Stanley,**[48] determinou, no entanto, que o tamanho da exposição é menos significativo do que a qualidade da técnica de capeamento, evitando a contaminação e o trauma mecânico no local de exposição e a aplicação cuidadosa do medicamento no tecido pulpar controlado hemostaticamente. Igualmente importante é a qualidade da restauração temporária ou permanente para excluir a microinfiltração.

Contra-indicações

As contra-indicações para a terapia de capeamento pulpar direto incluem um historial de

1. dores de dentes espontâneas e nocturnas
2 Mobilidade dentária excessiva
3 Espessamento do ligamento periodontal
4 Evidência radiográfica de degenerescência furcal ou peri-radicular
5 . Hemorragia incontrolável no momento da exposição e
6 . Exsudado purulento ou seroso da exposição

Sucesso clínico

As características mais salientes de um tratamento direto de capeamento pulpar clinicamente bem sucedido (com ou sem ponte) são :

1 Manutenção da vitalidade da polpa

2 Ausência de sensibilidade ou dor

3 Reacções inflamatórias pulpares mínimas

4 Ausência de sinais radiográficos de alterações distróficas

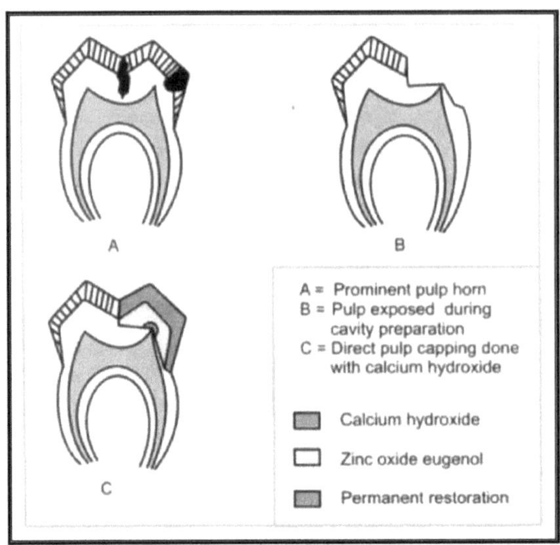

Dentes permanentes

Vários investigadores forneceram evidências de que o capeamento pulpar direto não pode ser bem sucedido na presença de inflamação pulpar e identificam esta condição como uma contraindicação para o capeamento pulpar direto. **Tronstad e Mjor,**[49] capearam polpas inflamadas em dentes de macaco com hidróxido de cálcio ou ZOE e não encontraram nenhuma cicatrização benéfica da polpa exposta quando o hidróxido de cálcio foi usado.Mais recentemente, no entanto, outros investigadores mostraram em estudos com animais que a cicatrização pulpar pode ocorrer independentemente da presença de inflamação evidente. **Cotton,**[50] observou que, quando a inflamação da polpa é mínima, pode formar-se uma ponte contra o material de capeamento, mas quando a inflamação é mais grave, a ponte forma-se à distância da exposição.

A formação de pontes dentinárias tem sido considerada a condição sine qua non para o sucesso em resposta a procedimentos de capeamento pulpar direto. **Weiss e Bjorvatn,**[51] demonstraram, no entanto, que pode existir uma polpa saudável por baixo de um capeamento pulpar direto, mesmo na ausência de uma ponte dentinária. **Kakehasi et al,** num estudo em animais sem germes, verificaram que a exposição pulpar cicatriza com a colocação de pontes, mesmo quando deixada a descoberto. **Seltzer e Bender e Langeland et al,**[52] mostraram que uma ponte de dentina não é tão completa como parece, o que pode levar a reacções pulpares indesejáveis. **Cox e Subay descobriram** que 89% das pontes formadas em resposta a tampões pulpares directos de hidróxido de cálcio apresentavam defeitos no túnel, o que permitia o acesso do produto de microinfiltração à polpa por baixo da restauração. Encontraram inflamação pulpar recorrente sob 41% de todas as pontes formadas na amostra.

Considera-se geralmente que as polpas inadvertidamente expostas e assintomáticas no período pré-operatório são mais aptas a sobreviver quando capeadas, sendo o prognóstico muito menos favorável se for feita uma tentativa de capear uma polpa inflamada infetada por cárie ou trauma.

Dentes primários

Kennedy e Kapala,[53] atribuíram ao alto conteúdo celular do tecido pulpar a responsabilidade pelas falhas do capeamento pulpar direto em dentes decíduos. Células mesenquimais indiferenciadas podem dar origem a células odontoclásticas em resposta ao processo de cárie ou ao material de capeamento pulpar, resultando em reabsorção interna. Exposições de cáries em dentes decíduos não devem ser capeadas pela polpa. As directrizes desenvolvidas pela **Academia Americana de Odontopediatria** recomendam que o capeamento pulpar direto deve ser reservado para pequenas exposições mecânicas ou traumáticas em dentes decíduos, podendo ser utilizada uma base radiopaca biocompatível como o MTA ou o hidróxido de cálcio com o tecido pulpar exposto. Nestas circunstâncias, presume-se que as condições para uma resposta favorável são óptimas. As directrizes **da AAPD** recomendam que as exposições pulpares cariosas em dentes decíduos não sejam objeto de capeamento pulpar.

Considerações sobre o tratamento

Desbridamento:

Kalins e Frisbee demonstraram que as lascas de dentina necróticas e infectadas são invariavelmente empurradas para a polpa exposta durante as últimas fases da remoção da cárie, podendo estes detritos impedir a cicatrização na área, causando mais inflamação pulpar e encapsulamento das lascas de dentina.

Por conseguinte, é prudente remover massas periféricas de dentina cariada antes de iniciar a escavação, onde pode ocorrer uma exposição. Quando ocorre uma exposição, a área deve ser adequadamente irrigada com soluções não irritantes, como a solução salina normal, para manter a polpa húmida.

Hemorragia e coagulação:

A hemorragia no local de exposição pode ser controlada com a pressão de bolinhas de algodão. Não deve ser permitida a formação de um coágulo sanguíneo após a cessação da hemorragia no local de exposição, uma vez que isso impedirá a cicatrização pulpar.

O material de capeamento deve entrar em contacto direto com o tecido pulpar para exercer uma resposta reparadora da ponte de dentina. A hemólise dos eritrócitos resulta num excesso de hemossiderina e num infiltrado celular inflamatório, o que prolonga a cicatrização pulpar.

Ampliação da exposição:

Tem sido recomendado que o local de exposição seja alargado através de uma modificação da técnica de capeamento direto conhecida como curetagem pulpar ou pulpotomia parcial antes da colocação do material de capeamento. O alargamento desta abertura na própria polpa tem três objectivos:

Remove o tecido inflamado e/ou infetado na área exposta.

Facilita a remoção de detritos cariados e não cariados, particularmente lascas de dentina. E assegura o contacto íntimo do medicamento de capeamento com o tecido saudável abaixo do local de exposição.

Cvek e Zilberman et al,[54] descreveram resultados altamente favoráveis com esta técnica de pulpotomia parcial para dentes anteriores expostos, traumatizados e molares cariados. Após um período de espera de 24 meses, Mejare e Cvek conseguiram mostrar uma taxa de sucesso de 93,5% da pulpotomia parcial em dentes posteriores permanentes com lesões cariosas profundas com polpas expostas. Fuks etal encontraram taxas de sucesso de pulpotomia parcial semelhantes, acima de 90%, em incisivos permanentes com polpas expostas e fracturadas.

Contaminação bacteriana

Watts e Paterson e Cox,[55] enfatizaram o facto de que a micro fuga bacteriana sob várias restaurações causa danos pulpares em lesões profundas, e não as propriedades tóxicas dos revestimentos cavitários e/ou materiais de restauração. O sucesso dos procedimentos de capeamento pulpar depende da prevenção de microvazamentos através de um selamento adequado. Cox et al. demonstraram que a cicatrização pulpar depende mais da capacidade do material de capeamento para prevenir a microinfiltração bacteriana do que das propriedades específicas do próprio material

Agentes capeadores de pasta tradicionais

Muitos materiais e medicamentos têm sido utilizados como agentes de capeamento pulpar. Materiais, medicamentos, anti-sépticos, agentes anti-inflamatórios, antibióticos e enzimas têm sido utilizados como agentes de capeamento pulpar, mas o $Ca(OH)_2$ tem sido o padrão pelo qual todos os outros foram julgados e geralmente aceites como o agente de escolha.

Antes de 1930, quando Hermann introduziu o Ca(OHl)2 como um agente de capeamento pulpar bem sucedido, a terapia pulpar consistia na desvitalização com arsénio e outros agentes fixadores.

Hermann demonstrou a formação de dentina secundária sobre os lados de amputação de polpas vitais cobertas com $Ca(OH)_2$.

Em 1938, Teuscher e Zander,[56] introduziram o $Ca(OH)_2$ nos Estados Unidos; confirmaram histologicamente a formação de pontes dentinárias completas com polpa radicular saudável sob pensos de Ca(OH)2. Relatórios posteriores estabeleceram firmemente o $Ca(OH)_2$ como o agente de capeamento pulpar de escolha. Após estes primeiros trabalhos, muitos estudos relataram várias formas de utilização do Ca(OH)2, com taxas de sucesso que variaram entre 30% e 98%. As diferentes taxas de sucesso são atribuídas a muitos factores, incluindo a seleção dos dentes, critérios de sucesso e insucesso, diferenças nas respostas entre os diferentes animais, duração do estudo, área da polpa na qual o medicamento foi aplicado (i.e., coronalmente ou cervicalmente) e o tipo de Ca(OH)2 utilizado.

Quando o Ca(OH)2 é aplicado diretamente no tecido pulpar, ocorre a necrose do tecido pulpar adjacente e uma inflamação do tecido contíguo. A formação de pontes de dentina ocorre na junção entre o tecido necrótico e o tecido vital inflamado. Embora o Ca(OH)2 funcione eficazmente, os mecanismos exactos não são compreendidos. Compostos de alcalinidade semelhante (ou seja, um pH de 11) causam necrose de liquefação quando aplicados ao tecido pulpar. O Ca(OH)2 mantém um estado local de alcalinidade que é necessário para a formação de osso ou dentina. Sob a região de necrose de coagulação, as células do tecido pulpar subjacente diferenciam-se em células odontoblásticas e elaboram a matriz dentinária.

Ocasionalmente (apesar da formação bem sucedida de pontes) a polpa permanece cronicamente inflamada ou torna-se necrótica. A reabsorção interna pode ocorrer após a exposição pulpar e o capeamento com Ca (OH) 2. Noutros casos, a mineralização completa da dentina do tecido pulpar remanescente oclui os canais ao ponto de não poderem ser penetrados para terapia endodôntica, se necessário. Por estas razões, a extirpação pulpar e a obturação do canal têm sido recomendadas assim que a formação da raiz é completada após o uso de Ca (OH) 2. No entanto, tendo em conta a baixa incidência desta ocorrência, parece ser rotineiramente justificada, a menos que seja necessário para fins de restauração.

Zander HA,[57] postulou que o cálcio se difundiria de um penso de Ca(OH)2 para a polpa e participaria na formação de dentina reparadora. No entanto, experiências com iões radioactivos demonstraram que os iões de cálcio do Ca(OH)2 não entram na formação de dentina nova. Os iões de cálcio radioactivos injectados por via intravenosa foram identificados na ponte de dentina. Assim, ficou estabelecido que o cálcio para a ponte de dentina provém da corrente sanguínea. A ação do Ca(OH)2 para formar uma ponte de dentina parece ser o resultado de uma irritação de baixo grau no tecido pulpar subjacente após a aplicação. Esta teoria foi apoiada pela demonstração de uma ponte de dentina bem sucedida após a aplicação de Ca(OH)2 durante curtos períodos de tempo, seguida da remoção do material.

Diferentes formas de **Ca(OH)2 produziram** diferenças acentuadas quando aplicadas a uma exposição de polpa. [58]

Os compostos de Ca(OH)2 disponíveis comercialmente em formas modificadas são conhecidos por serem menos alcalinos e, portanto, menos cáusticos na polpa. As reacções ao **Dycal (CaulkjDentsply, Milford, DE), Prisma VLC Dycal (Caulk\Dentsply), Life** e **Nu-Cap demonstraram** ser semelhantes.[59] O tecido quimicamente alterado criado pela aplicação destes compostos é primeiro reabsorvido, e a ponte é depois formada em contacto com o material de capeamento. Com o pó de Ca(OH)2 (i.e., Pulpdent [Pulpdent Corp., Watertown, Ma]) a ponte forma-se na junção do tecido quimicamente alterado e o restante tecido pulpar vital subjacente. O tecido alterado degenera e desaparece, deixando um vazio entre o material de capeamento e a ponte de dentina. Por esta razão, uma ponte pode ser melhor visualizada nas radiografias com o pó de Ca(OH)2 (Pulpdent) do que com os outros compostos comerciais. A qualidade da ponte de dentina foi igualmente boa com ambos os materiais.

AGENTES ALTERNATIVOS AO HIDRÓXIDO DE CÁLCIO SUGERIDOS PARA O CAPEAMENTO DIRECTO DA POLPA.

Cimento de óxido de zinco eugenol :

Glass e Zander,[60] descobriram que o ZOE, em contacto direto com o tecido pulpar, produz uma inflamação crónica. Uma falta de barreira calcificada e um resultado final de necrose. **Hembree e Andrews,**[61] , numa revisão do ZOE utilizado como material de capeamento pulpar direto, não encontraram recomendações positivas.

Apesar da falta de sucesso relatada com o cimento ZOE, Sveen relatou 87% de sucesso com o capeamento de dentes decíduos com ZOE em situações ideais de exposição pulpar. Ele não forneceu nenhuma evidência histológica, mas Tronstad e Mjor, comparando o ZOE com o hidróxido de cálcio, acharam o ZOE mais benéfico para polpas inflamadas e expostas e sentiram que a produção de ponte cálcica não é necessária se a polpa estiver livre de inflamação após o tratamento.

Corticosteróides e antibióticos: Brosch JW introduziu esta combinação em 1966. Estes agentes incluem Neomicina e Hidrocortisona, Ledermix (Ca(OH)2 e Prednisolona), Pencilina ou Vancomicina com Ca(OH)2

Materiais inertes: Cinoacrilato de isobutilo e cerâmica de fosfato tricálcico.

Fibras de colagénio: As fibras de colagénio influenciam a mineralização e são menos irritantes do que o Ca(OH)2 com formação de pontes de dentina em 8 semanas.

4- Meta adesivo: A principal vantagem deste adesivo é o facto de poder penetrar na pasta, polimerizar e formar uma camada híbrida com a pasta, proporcionando assim uma selagem adequada.

Colagem direta de exposições de pasta de papel

Embora a ligação direta de exposições pulpares seja um procedimento controverso, tem sido defendida por numerosos investigadores. **Cox CF et al,**[62] demonstraram que a cicatrização de exposições pulpares dentárias não depende exclusivamente dos efeitos estimuladores de um determinado tipo de medicamento. A cicatrização está diretamente relacionada com a capacidade do agente de capeamento e do material de restauração definitiva em proporcionar um selamento biológico contra a microinfiltração bacteriana imediata e a longo prazo ao longo de toda a interface da superfície com a estrutura dentária. Em experiências para determinar os efeitos de vários materiais quando aplicados diretamente em polpas expostas, foram utilizados compósito, cimento de silicato, cimento de fosfato de zinco e amálgama como agentes de capeamento pulpar direto. Em metade dos casos, toda a cavidade foi preenchida com o material, enquanto a outra metade foi selada externamente com ZOE. O Ca(OH)2 foi utilizado como controlo. Nos casos não selados com

ZOE, foi observada contaminação bacteriana com respostas inflamatórias graves e degeneração, em contraste com a cicatrização normal [semelhante à do Ca(OH) 2] nos espécimes selados externamente. O selamento adequado para evitar a microinfiltração bacteriana permitiu a reorganização celular e a formação de pontes de dentina sob os cimentos ácidos e o compósito. Embora a cicatrização tenha ocorrido por baixo da amálgama quando descamada, não houve evidência de formação de pontes. Os dados sugerem que, embora a polpa tenha uma capacidade de cicatrização inerente quando a microinfiltração bacteriana é excluída, é necessária uma irritação de baixo grau para encorajar a reparação dos tecidos duros. Os investigadores concluíram que nem o Ca(OH)2, nem qualquer material restaurador em particular ou PH específico é especificamente responsável pela estimulação da cicatrização pulpar ou da formação de pontes de dentina, mas que parece ser uma resposta genética inerente quando exposta a uma irritação de baixo grau. As suas descobertas estão de acordo com experiências em animais gnotobióticos que mostraram a cicatrização pulpar na ausência de contaminação bacteriana, enquanto a introdução de bactérias impediu a cicatrização. Numerosos materiais de ligação e sistemas de resina composta foram testados como agentes capeadores da polpa, tendo sido registada a cicatrização da polpa e a deposição de tecido duro no local de exposição. Existe unanimidade entre estes investigadores quanto ao facto de a cicatrização não depender do material mas da sua capacidade de proporcionar um **selamento biológico.** [63]

Num outro estudo, **Nakabayashi N et al,**[64] introduziu o termo camada híbrida para descrever a impregnação morfológica da dentina vital com resina que proporciona o selamento biológico na interface dentina-resina. As resinas hidrofílicas infiltram-se nas fibras de colagénio deixadas após o condicionamento ácido ter desmineralizado a superfície da dentina e resultam numa forte ligação híbrida entre a dentina e o agente de ligação. É esta camada híbrida de resina que envolve os processos odontoblásticos que aumenta a resistência da ligação e proporciona um selamento biológico a longo prazo contra a microinfiltração bacteriana. .

Um estudo de pontes de dentina sob Ca(OH)2 de endurecimento duro demonstrou (em 95% dos casos) conter múltiplos defeitos de túnel que estavam patentes na polpa subjacente. Estas rupturas morfológicas da ponte de dentina não conseguiram fornecer uma barreira permanente e, assim, uma vedação a longo prazo contra a microinfiltração bacteriana. Este estudo demonstrou ainda evidências a longo prazo de que o Ca(OH)2 fica amolecido e permite a fuga, resultando em inflamação pulpar recorrente e necrose após 1 a 2 anos.

Embora a colagem direta de exposições pulpares tenha ganho grande popularidade, deve notar-se que não foram publicados estudos histológicos de longo alcance. Além disso, foram relatados efeitos desfavoráveis com a colagem direta. Numa comparação entre o capeamento pulpar com compósito, colado e com ataque ácido, e o Dycal. **Pameijer e Stanley,**[65] encontraram 45% de necrose pulpar e apenas 25% de ponte de dentina (em comparação com 7% de necrose e 82% de ponte, respetivamente). Outro relatório comparando All Bond 2 (Bisco, Sch,lumburg, II) com hidróxido de cálcio (i.e., Dycal) mostrou reacções inflamatórias persistentes e alteração hialina da matriz extracelular inibindo a reparação pulpar completa ou a formação de pontes nos espécimes colados. Por outro lado, os espécimes de Ca(OH)2 produziram uma formação completa de pontes de dentina. Estes resultados levaram os autores a concluir que a colagem direta não é recomendada para a polpa humana, tendo sido relatado que os sistemas adesivos autocondicionantes provocaram reacções inflamatórias, atraso na cicatrização pulpar e falha na formação de pontes de dentina em polpas humanas cobertas com agentes de colagem. Afirmam que a terapia pulpar vital utilizando agentes ácidos e resinas adesivas parece estar contra-indicada. Mesmo que uma barreira de tecido duro tenha sido formada e nenhum sintoma clínico esteja presente, o exame histológico pode revelar inflamação pulpar grave ou necrose. Uma vez que a barreira de tecido duro é muitas vezes incompleta e tem defeitos nos túneis, a fuga sob uma obturação colocará as bactérias em contacto direto com o tecido pulpar.

Agregado de trióxido mineral

De acordo com Junn DJ et al,[66] foram registados excelentes resultados com a utilização de um novo agente de capeamento pulpar biocompatível, o agregado de trióxido mineral (MTA). Quando comparado com o Ca(OH)2, o MTA produziu significativamente mais ponte dentinária num período de tempo mais curto, com uma inflamação significativamente menor. A deposição de dentina também começou mais cedo com o MTA.

O MTA é um material biocompatível com um efeito antibacteriano semelhante ao do Ca(OH)2 e tem a propriedade de fornecer um substrato biologicamente ativo para a fixação de células. Esta caraterística torna-o eficaz na prevenção da microinfiltração e na melhoria do prognóstico do tratamento. O MTA estimulou a cicatrização pulpar com formação de pontes de dentina e reação inflamatória mínima em polpas expostas em macacos. Um estudo demonstrou que, após o capeamento direto da polpa em cães, o tecido pulpar subjacente era consistentemente normal e só numa fase posterior se observou alguma hemorragia no núcleo pulpar. Após 2 semanas, observou-se o início da formação de uma barreira de tecido duro, e a dentinogénese reparadora foi observada após 3 semanas, associada a uma matriz de fibrodentina firme. Este material parece ser muito promissor como material de capeamento pulpar direto" e foi aprovado para utilização pela Associação Dentária Americana (ADA). Um estudo preliminar em dentes humanos relatou melhores resultados com o MTA do que com o Ca(OH)2.

Os estudos dos efeitos do MTA no crescimento dos cementoblastos e na produção de osteocalcina em culturas de tecidos mostraram que o MTA permitia a fixação e o crescimento dos cementoblastos, bem como a produção da expressão de genes e proteínas da matriz mineralizada. Os investigadores concluíram que o MTA pode ser considerado condutor de cemento.

Sarkar NK et al,[67] estudaram as interacções do MTA com um fluido tecidular sintético composto por um fluido tecidular sintético que produziu um precipitado aderente em interface com a parede da dentina. Este precipitado tinha a mesma composição e estrutura que a hidroxiapatite. Concluiu-se que o cálcio, o ião dominante libertado do MTA, reage com o fosfato no fluido tecidular, produzindo hidroxiapatite, e que a capacidade de selamento, a biocompatibilidade e a atividade dentinogénica do material ocorrem devido a estas reacções físico-químicas.

O procedimento de capeamento pulpar ou pulpotomia envolve a colocação de MTA diretamente sobre o local de exposição. Uma vez que o MTA necessita de 3 a 4 horas para endurecer, é necessário colocar um material de endurecimento sobre ele antes de concluir a restauração final. Após a aplicação do MTA, é colocada uma camada fina (0,5 a 1 mm de espessura) de resina composta fotopolimerizável "fluida" sobre o material. Após a fotopolimerização da resina, a estrutura dentária remanescente é condicionada e é colocada uma restauração colada.

Embora o **compósito "fluido"** diretamente sobre o MTA não seja colado, através da colocação cuidadosa do material, a maior parte da dentina e do esmalte preparados fica disponível para colagem, não enfraquecendo assim o selamento da restauração. .

O tratamento ideal para todas as exposições cariosas (exceto aquelas em dentes com raízes incompletamente formadas) pode ser a extirpação da polpa e a obturação do canal radicular; no entanto, ainda existem indicações para o capeamento pulpar direto. A economia, o tempo e a dificuldade de se conseguir a perfuração do canal radicular em certos dentes são algumas das razões pelas quais os clínicos podem escolher o capeamento pulpar em vez de outra forma de terapia pulpar. Se for considerado o capeamento pulpar, os clínicos devem considerar todos os factores discutidos nesta secção para determinar o prognóstico de cada caso. No caso de insucesso do capeamento pulpar direto, existe normalmente a opção de terapia endodôntica.

O capeamento pulpar não deve ser considerado para exposições pulpares primárias e cariosas ou para dentes permanentes com histórico de dor de dente espontânea, evidência radiográfica de patose pulpar ou periapical, calcificações da câmara pulpar ou dos canais radiculares, hemorragia excessiva no local da exposição ou exposições com exsudatos purulentos ou serosos.

Gel de Emdogain: [68] Uma fração rica em amelogenina do derivado da matriz do esmalte porcino (EMD) que também contém amelina tem sido utilizada em doentes com periodontite grave para induzir a cementogénese, uma vez que o EMD induz processos que parecem imitar a odontogénese normal.

Estudos efectuados em porcos miniatura, em que este produto foi testado como material de capeamento pulpar, demonstraram o potencial do EMD para induzir tecido duro após exposições experimentais da polpa. Existem relatórios publicados sobre a reação pulpar após o capeamento pulpar com EMD em dentes humanos.

CAPEAMENTO PULPAR DIRECTO EM DENTES DECÍDUOS

Como o tempo de vida de um dente decíduo médio é de apenas 12 a 14 anos, desde o início do desenvolvimento até a esfoliação, os dentes decíduos passam por mudanças fisiológicas e físicas dramáticas num período relativamente curto. Os clínicos devem ter em mente que não estão a lidar com tecido pulpar de natureza estática e, portanto, os resultados para o mesmo procedimento podem diferir dependendo da idade do paciente. Além disso, devido ao envelhecimento da polpa dentária, a probabilidade de sucesso do capeamento pulpar diminui com a idade. Este facto pode ser explicado pelo aumento do tecido fibroso

e depósitos calcários. Além disso, uma redução no volume pulpar pode ser observada em polpas mais velhas. Com a idade, a proliferação de fibroblastos observada nos dentes de animais jovens é significativamente reduzida.

As exposições de cáries em dentes decíduos não devem ser objeto de capeamento pulpar. As directrizes desenvolvidas pela **Academia Americana de Odontopediatria (AAPD)** recomendam que o capeamento pulpar direto deve ser reservado para pequenas exposições mecânicas ou traumáticas em dentes decíduos. Nestas circunstâncias, presume-se que as condições para uma resposta favorável são óptimas. As directrizes da AAPD recomendam que as exposições pulpares cariosas em dentes decíduos não sejam objeto de capeamento pulpar.

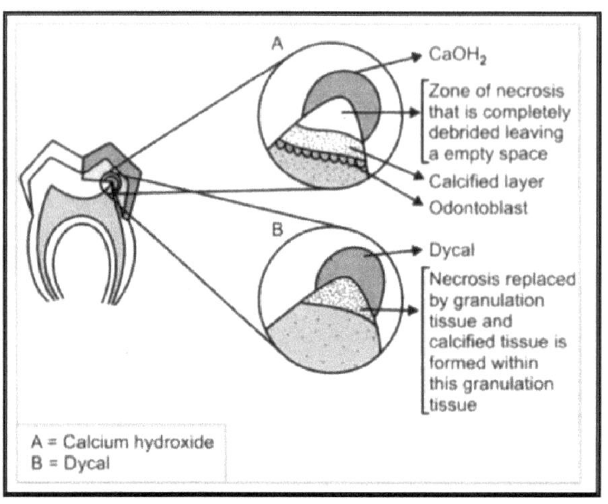
A
$CaOH_2$
Zone of necrosis that is completely debrided leaving a empty space
Calcified layer
Odontoblast
B
Dycal
Necrosis replaced by granulation tissue and calcified tissue is formed within this granulation tissue
A = Calcium hydroxide
B = Dycal

CAPÍTULO 8

PULPOTOMIA

A pulpotomia é a técnica mais utilizada na terapia pulpar vital para dentes decíduos e permanentes jovens com exposição pulpar cariosa.

Definições

Finn[6] (1995) definiu a pulpotomia como a remoção completa da porção coronal da polpa dentária, seguida da colocação de um penso ou medicamento adequado que promoverá a cicatrização e preservará a vitalidade do dente.

A Academia Americana de Odontopediatria (1998) definiu a pulpotomia como a amputação da porção coronal afetada e infetada da polpa dentária, preservando a vitalidade e o funcionamento da parte restante da polpa radicular.

Ingle[41] definiu-a como a remoção cirúrgica de toda a polpa coronal que se presume estar parcial ou totalmente inflamada e muito possivelmente infetada, deixando intacta a polpa radicular vital dentro dos canais

CLASSIFICAÇÃO DA PULPOTOMIA [7]

Pulpotomia vital

Types	Other Names	Features	Examples
Devitalization	Mummification, Cauterization	It is intended to destroy or mummify the vital tissue	Single sitting Formocresol Electrosurgery Laser Two stage Gysi triopaste Easlick's formaldehyde Paraform devitalizing paste

Preservation Regeneration	 Minimal devitalization, noninductive Inductive, reparative	 This implies maintaining the maximum vital tissue, with no induction of reparative dentin This has formation of dentin bridge	Zno eugenol Glutaraldehyde Ferric sulphate Ca(oh)2 Bone morphogenic protein MTA Enriched collagen Freezed dried bone Osteogenic protein

Pulpotomia não vital

Mortal Pulpotomy	-------------------	It is done in compromised cases	Beechwood cresol Formocresol

Objectivos

Remoção da polpa inflamada e infetada no local da exposição, preservando assim a vitalidade da polpa radicular e permitindo a sua cicatrização

Justificação

A polpa radicular é saudável e capaz de cicatrizar após a amputação cirúrgica da polpa infetada

Preserva a vitalidade da polpa radicular

Remoção de polpa infetada ou inflamada

Mantém o dente num estado fisiológico

Indicação de pulpotomia:

Exposição pulpar em dentes decíduos.

Dentes com uma grande lesão cariosa mas sem pulpite radicular

História de dor exclusivamente espontânea

Hemorragia dos locais de exposição de cor vermelha viva e controlável

Ausência de abcesso ou fístula

Sem perda óssea inter-radicular

Sem radiolucência inter-radicular

Pelo menos 2/3rd do comprimento da raiz ainda presente para garantir uma vida funcional razoável

Em dentes permanentes jovens com polpa vital

Contra-indicações da pulpotomia:

Dor de dentes persistente

Ternura na percussão

Reabsorção radicular superior a 1/3rd do comprimento da raiz

Grande lesão cariosa com coroa não restaurável

Hemorragia altamente viscosa, lenta e incontrolável do orifício do canal

Contra-indicações médicas como doenças cardíacas, doentes imunocomprometidos

Inchaço ou fístula

Reabsorção externa ou interna

Mobilidade patológica

Calcificação da polpa

Pulpotomia em dentes decíduos

As directrizes de **2003-2004 da AAPD**[22] para a terapia pulpar em dentes decíduos e dentes permanentes jovens descrevem o procedimento de pulpotomia em dentes decíduos como a amputação da porção coronal afetada ou infetada da polpa dentária, preservando a vitalidade e a função de toda ou parte da polpa radicular remanescente. As evidências de sucesso na terapia incluem o seguinte:

Vitalidade da maior parte da polpa radicular.

Ausência de sinais ou sintomas clínicos adversos prolongados, tais como sensibilidade prolongada, dor ou inchaço.

Não há evidência radiográfica de reabsorção interna que atinja o osso alveolar.

Sem rutura do tecido peri-radicular

Não prejudica os dentes sucessivos

Obliteração do canal pulpar (calcificação anormal): não é considerado um fracasso

Muitos agentes **farmacoterapêuticos** têm sido utilizados para atingir os critérios anteriormente mencionados.

O formocresol tem sido o agente mais popular, principalmente devido à sua facilidade de utilização e ao seu excelente sucesso clínico. No entanto, apesar dos seus bons resultados clínicos, o formocresol tem sido alvo de um exame minucioso devido a preocupações relativas à distribuição sistémica deste agente e ao seu potencial de toxicidade, alergenicidade, carcinogenicidade e mutagenicidade. Outros medicamentos (por exemplo, glutaraldeído, hidróxido de cálcio, colagénio, sulfato férrico, MTA) foram sugeridos como possíveis substitutos. No entanto, as taxas de sucesso variáveis e as preocupações relativamente à segurança destes materiais tornam claro que é necessária investigação adicional sobre a utilização destes e de outros agentes farmacoterapêuticos.

Têm sido recomendadas técnicas hemostáticas **não farmacológicas,** incluindo a eletrocirurgia e **a terapia laser**[69] . A investigação sobre estas duas técnicas é escassa; no entanto, a pulpotomia electrocirúrgica está atualmente a ser ensinada em várias escolas de medicina dentária. Um estudo de 1994 faz uma revisão completa dos agentes de pulpotomia e discute novas modalidades para possível utilização futura.

PULPOTOMIA COM FORMOCRESOL

A utilização do formocresol em medicina dentária continua a ser muito controversa devido a relatos de uma ampla distribuição do medicamento após injeção sistémica e à demonstração de uma resposta imunitária a tecido autólogo fixado com formocresol implantado em tecidos conjuntivos ou injetado nos canais radiculares. No entanto, apesar dos riscos potenciais, o

A pulpotomia com formocresol continua a ser uma opção de tratamento para dentes decíduos com exposições vitais e cariosas da polpa em que a inflamação ou degeneração é considerada confinada à polpa coronal. O último inquérito mundial às escolas de medicina dentária (em 1989) mostrou que a maioria dos departamentos de odontopediatria e os odontopediatras praticantes defendiam a técnica da pulpotomia com formocresol, e esta ainda pode ser amplamente utilizada na prática clínica. Embora ainda seja amplamente ensinada nos **programas de pré-doutoramento em odontopediatria nos Estados Unidos**, há uma falta de consenso na terapia pulpar vital em dentes decíduos.

A técnica atual de pulpotomia com Formocresol é uma modificação da técnica relatada por **Sweet**[70] em 1930. Em dentes decíduos, o Ca(OH)2 não é um medicamento de pulpotomia aceitável, porque o exame histológico mostrou que o sucesso é apenas cerca de metade do obtido com o Formocresol. A acumulação de Formocresol foi demonstrada na polpa, dentina, ligamento periodontal e osso que circundam os ápices dos dentes pulpotomizados. Devido ao seu potencial antigénico, tem sido manifestada preocupação quanto a uma possível resposta imunitária. No entanto, os estudos não mostraram qualquer evidência desta resposta em animais não pré-sensibilizados e os animais pré-sensibilizados mostraram apenas um fraco potencial alérgico.

Embora **o Formocresol** ,[71] seja encontrado em órgãos após a injeção num animal ou com múltiplas pulpotomias, os investigadores salientaram que a quantidade utilizada era muito superior à utilizada para uma pulpotomia e não deve ser extrapolada para o uso clínico em seres humanos. A quantidade de formocresol absorvida sistemicamente através da via da pulpotomia é pequena e não contra-indica a utilização do medicamento.

O efeito do formocresol no tecido pulpar é controlado pela quantidade que se difunde no tecido e depende do tempo de aplicação, da concentração utilizada, do método de aplicação ou de uma combinação de todos estes factores.

Investigações que utilizaram **Formocresol com uma quinta concentração,**[72] para pulpotomias, notaram pouca diferença em relação aos efeitos iniciais na fixação dos tecidos; no entanto, a recuperação mais rápida da atividade enzimática foi aparente com o Formocresol diluído do que com o Formocresol não diluído. As complicações pós-operatórias foram reduzidas e registou-se uma melhoria na taxa de recuperação dos efeitos citotóxicos do Formocresol quando diluído. Foi relatado clinicamente que o mesmo sucesso é alcançado com o Formocresol diluído e com o Formocresol não diluído. Por conseguinte, existem atualmente provas suficientes para concluir que, se o Formocresol tiver de ser utilizado, a concentração de um quinto deve ser preferida para os procedimentos de pulpotomia, uma vez que é tão eficaz e menos prejudicial do que a preparação tradicional.

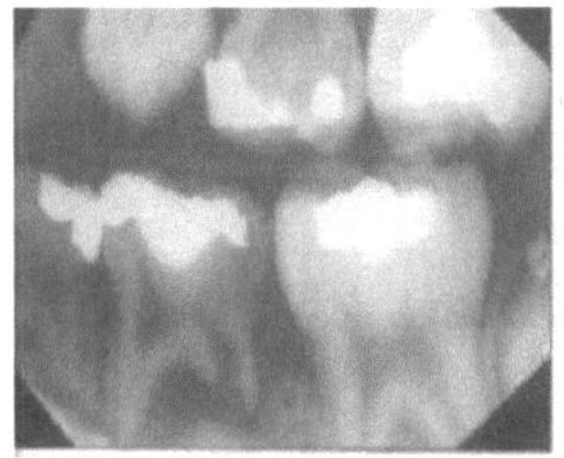

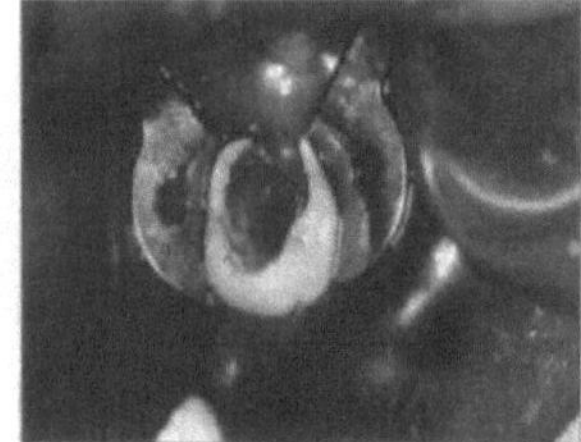

Remoção de cáries

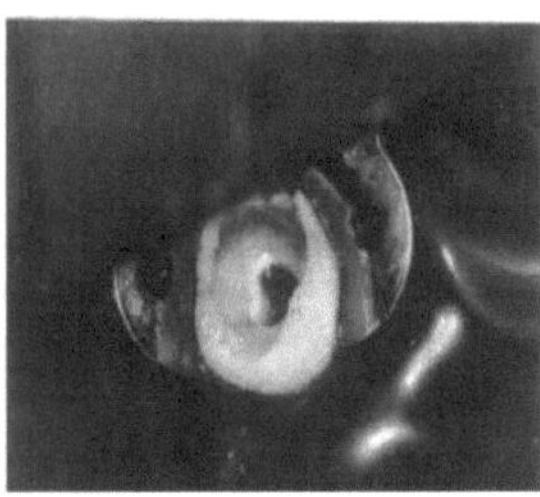

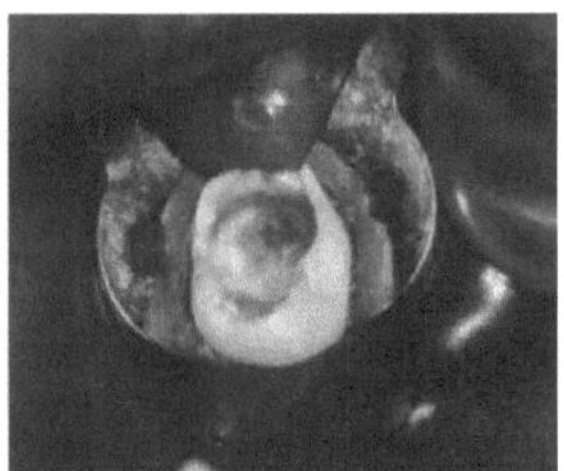

Remoção da câmara de polpa Aplicação de formocresol

Mecanismo de ação:[17]

O mecanismo de ação proposto para o formaldeído é o de evitar a autólise dos tecidos através da ligação a proteínas. Em particular, pensa-se que a ligação química é feita a grupos peptídicos de determinados grupos de aminoácidos da cadeia lateral. Este é um processo reversível e é conseguido sem alterar a estrutura geral básica das moléculas de proteína. Composição do formocresol: Fórmula de Buckley Cresol - 35%

Glicerol - 15%

Formaldeído - 19%

Água -31%

A concentração de um quinto de Formocresol é preparada da seguinte forma: A solução diluída é preparada misturando 3 partes de glicerina com 1 parte de água destilada. Mistura-se então uma parte de Formocresol com quatro partes de diluente.

Um estudo histológico em dentes com patose pulpar e periapical induzida não mostrou resolução da inflamação ou patose periapical após um procedimento de pulpotomia de 5 minutos. Os canais com tecido vital exibiram mais reabsorção interna do que o relatado por outros pesquisadores, e mais reabsorção apical foi observada em dentes com envolvimento periapical e furcal do que em dentes com polpas vitais. O crescimento de tecido não foi observado em canais com tecido necrótico. Também foi observada a falta de evidência de fixação com formocresol das lesões apicais ou furcais. Apesar das extensas reacções inflamatórias em torno dos ápices dos dentes decíduos, perto dos germes dos dentes permanentes, não foram observados efeitos nocivos do Formocresol em quaisquer germes dentários. Uma vez que os autores concluíram que a pulpotomia com Formocresol é um procedimento inaceitável para dentes com patologia pulpar e periapical, este estudo aponta para a importância de confinar as pulpotomias com Formocresol a dentes decíduos que contenham tecido vital nos canais radiculares. Clinicamente, estes resultados também foram comprovados.[73]

O medo de danos ao dente sucessor tem sido apresentado como um argumento contra a pulpotomia com formocresol em dentes decíduos. Estudos têm mostrado resultados conflitantes, que vão desde a mesma incidência de defeitos de esmalte em dentes contralaterais tratados e não tratados até um aumento de defeitos e alterações posicionais do dente permanente subjacente. Deve-se ressaltar que estudos dessa natureza são estudos de acompanhamento muito tempo após o tratamento, sem o conhecimento do estado da polpa existente antes da pulpotomia. Também não foi desenvolvido um estudo para verificar os efeitos da condição que exigiu o procedimento de pulpotomia. (Se os critérios rigorosos delineados nesta secção forem seguidos, a incidência de defeitos nos dentes permanentes não aumenta após a pulpotomia com Formocresol).

Mulder GR et al ,[74] mostraram que o tempo de esfoliação de molares primários após pulpotomia com formocresol não é afetado.

Indicações:

1. A pulpotomia com formocresol está indicada para a exposição pulpar em dentes decíduos em que se considera que a inflamação ou infeção está confinada à polpa coronal.

2. Se a inflamação se tiver espalhado para os tecidos dentro dos canais radiculares, o dente deve ser considerado candidato a pulpectomia e obturação ou extração do canal radicular.

Contra-indicações:

1. Um dente não restaurável.

2. Um dente quase a esfoliar ou sem osso a cobrir a coroa do dente permanente.

3. Uma história de dor de dentes espontânea (não causada por papilite resultante de impactação alimentar).

4. Evidência de patose periapical ou furcal.

5. Uma polpa que não sangra.

6. Incapacidade de controlar a hemorragia após uma amputação da polpa coronal.

7. Polpa com drenagem serosa ou purulenta.

8. A presença de uma fístula.

Procedimento

Anestesiar o dente e o tecido.

Isolar o dente a ser tratado com um dique de borracha.

Escavar todas as cáries.

Remova o teto de dentina da câmara pulpar com uma broca de fissura de alta velocidade.

Remover todo o tecido pulpar coronal com uma broca redonda n.º 6 ou 8 de velocidade lenta. Afiada

As escavadoras de colher podem remover restos de tecido residual.

Conseguir a hemostase com algodão seco sob pressão.

Aplicar Formocresol **diluído** na polpa com uma bola de algodão durante 3 a 5 minutos[75]

Colocar uma base de cimento ZOE sem incorporação de Formocresol Restaurar o dente com uma coroa de aço inoxidável

Pulpotomia com duas consultas

Indicações:

A técnica das duas consultas é indicada se houver

Evidência de hemorragia lenta ou abundante no local da amputação.

Difícil de controlar a hemorragia

Ligeira purulência na câmara, mas nenhuma no local da amputação

Espessamento do ligamento periodontal

História de dor espontânea sem outra contraindicação

A pulpotomia em duas etapas também pode ser utilizada quando são necessárias consultas mais curtas para facilitar a gestão dos problemas do doente. Miyamoto sugeriu a técnica de duas consultas para crianças não cooperantes para minimizar o tempo de cadeira, especialmente para a consulta operatória inicial

Contra-indicações: Esta técnica não deve ser efectuada em dentes que

1 Não restaurável

2 A ser esfoliado em breve

3 Necrótico

Procedimento

1. As etapas são idênticas às do procedimento de marcação única, desde a primeira até à sexta etapa.

2. Uma bola de algodão humedecida com formocresol diluído é selada na câmara durante 5 a 7 dias com um cimento temporário duradouro.

3. Na segunda consulta, a obturação provisória e a pelota de algodão são removidas e a câmara é irrigada com peróxido de hidrogénio

4. É colocada uma base de cimento ZOE

5. O dente é restaurado com uma coroa de aço inoxidável.

Alterações histológicas após pulpotomia com formocresol:

Como indicado por Massler e Mansokhani em 1959:

Imediatamente - o tecido pulpar tornou-se fibroso e acidófilo. 7-14 dias depois - aparecem 3 zonas distintas.

1) Ampla zona de fixação acidófila.
2) Ampla zona de atrofia de coloração pálida com poucas células e fibras.
3) Ampla zona de células inflamatórias que se estende apicalmente a partir do bordo da zona de coloração pálida.

1 ano depois - ocorre um movimento apical progressivo destas zonas, restando apenas a zona acidófila ao fim de um ano.

Critérios de sucesso

O insucesso de uma pulpotomia com Formocresol é normalmente detectado nas radiografias. Os primeiros sinais de fracasso são frequentemente a reabsorção interna da raiz adjacente à área onde o Formocresol foi aplicado. Isto pode ser acompanhado por reabsorção externa, especialmente à medida que a falha progride. Por vezes, no entanto, a reabsorção interna é auto-corrigida com a deposição de tecido calcificado. Nos molares decíduos, desenvolve-se uma radiolucência na área de bifurcação ou trifurcação. Nos dentes anteriores, a radiolucência pode desenvolver-se nos ápices ou lateralmente às raízes. Com mais destruição, o dente torna-se excessivamente móvel, desenvolvendo-se normalmente uma fístula. É raro ocorrer dor com o fracasso de uma pulpotomia com Formocresol. Consequentemente, a não ser que os doentes recebam controlos de acompanhamento após uma pulpotomia com Formocresol, o insucesso pode não ser detectado. Quando o dente se solta e acaba por ser esfoliado, os pais e a criança podem considerar as circunstâncias normais.

Foi relatado o desenvolvimento de lesões císticas após a terapia pulpar em molares primários, sendo encontrado nas lesões um material amorfo, eosinofílico, que continha grupamentos fenólicos semelhantes aos presentes em medicamentos. Outros investigadores observaram lesões de furca em molares primários não tratados e envolvidos pulparmente, contendo tecido granulomatoso com epitélio escamoso estratificado, sugerindo a possibilidade de formação de quistos. Num estudo subsequente que envolveu molares decíduos pulpotomizados e falhados,

a maioria dos espécimes foi diagnosticada como cisto de furca. Esses achados enfatizam a importância do acompanhamento periódico do tratamento endodôntico em dentes decíduos.

Pulpotomia com formocresol em dentes permanentes jovens

Trask PA[76] relatou o sucesso clínico e histológico da pulpotomia com Formocresol em dentes decíduos, e tem havido muito interesse nessa técnica em dentes permanentes jovens. Foram relatadas evidências de desenvolvimento apical contínuo após procedimentos de pulpotomia com Formocresol em dentes permanentes jovens com ápices incompletamente desenvolvidos. Vários autores relataram melhores resultados com o Formocresol diluído. No entanto, eles relataram uma alta incidência de reabsorção interna, que aumentou em gravidade com períodos de tempo mais longos.

O procedimento com Formocresol é interessante porque não há calcificação do tecido pulpar remanescente, como pode ser visto na pulpotomia com Ca(OH)2. Após a conclusão da raiz, o dente pode ser facilmente reinserido, a polpa extirpada e a terapia endodôntica de rotina realizada. Contrariamente a estes resultados, um grupo de investigadores demonstrou a calcificação dos canais através da aposição contínua de dentina nas paredes laterais com igual frequência, quer se utilize Ca(OH)2 ou Formocresol. O único denominador comum a esta reação foi a presença de lascas de dentina que tinham sido acidentalmente empurradas para o tecido pulpar radicular.

Embora este tratamento tenha sido relatado como sendo parcialmente bem sucedido, não pode ser recomendado por rotina até que sejam concluídos mais estudos que demonstrem que a técnica é bem sucedida (ou seja, segura e eficaz).

Os procedimentos de pulpotomia com formocresol foram registados como tratamentos temporários em dentes permanentes com polpas necróticas. Foi registado um sucesso clínico após 3 anos. A pulpotomia com Formocresol foi realizada em vez da extração quando a terapia endodôntica de rotina não pôde ser concluída devido a considerações financeiras.

O tratamento endodôntico completo foi preconizado numa data posterior, sendo a pulpotomia com formocresol utilizada apenas como tratamento temporário.

PULPOTOMIA DE CVEK [7]

É também designada por pulpotomia com hidróxido de cálcio ou pulpotomia parcial permanente jovem. Foi proposta por Mejare e Cvek em 1993.

Indicação: Indicado em dentes permanentes jovens em que a polpa é exposta por meios mecânicos ou bacterianos e o tecido radicular remanescente é considerado vital por critérios clínicos e radiográficos, embora o fechamento da raiz não seja completo

Fundamentação: Para preservar a vitalidade da polpa radicular e permitir o encerramento normal da raiz

Procedimento:

Aplicação do dique de borracha.

Todo o material cariado é removido com escavadoras ou brocas redondas de baixa velocidade.

Polpa coronal removida para efetuar uma pulpotomia

Após a paragem da hemorragia, o Ca(OH)2 é aplicado na polpa exposta, assegurando que não existe coágulo sanguíneo

A cavidade é então selada com material de restauração provisório

Um dente deve permanecer sem sintomas na altura da recolha e a radiografia deve mostrar a formação de uma ponte de dentina secundária

Em seguida, é efectuada uma restauração definitiva com amálgama

PULPOTOMIA COM GLUTARALDEÍDO

Um conjunto de evidências levou alguns investigadores a sugerir que o Glutaraldeído deveria substituir o Formocresol como o medicamento de escolha para procedimentos de pulpotomia química em dentes decíduos. Numerosos estudos demonstraram que a aplicação de Glutaraldeído aquoso a 2% a 4% produz uma rápida fixação superficial do tecido pulpar subjacente, embora a sua profundidade de penetração seja limitada. Ao contrário da resposta variada ao Formocresol, uma grande percentagem do tecido pulpar subjacente permanece vital e não apresenta inflamação. Uma zona estreita de tecido fixo eosinofílico, corado e comprimido, encontra-se diretamente por baixo da área de aplicação, que se funde com tecido vital de aspeto normal apicalmente. Com o tempo, a zona fixada com **glutaraldeído**[77] é substituída por tecido colagénio denso através da ação macrofágica; assim, todo o tecido do canal radicular é vital.

O glutaraldeído é absorvido a partir dos locais vitais da pulpotomia. No entanto, ao contrário do formocresol, que é absorvido e distribuído por todo o corpo poucos minutos após a colocação, **o glutaraldeído**[78] não perfunde o tecido pulpar até ao ápice e demonstra uma menor distribuição sistémica imediatamente após a aplicação. A autorradiografia do Glutaraldeído marcado com isótopos mostra que o fármaco se limita em grande parte ao espaço pulpar, com pouca evidência de fuga para fora do dente após a pulpotomia. Não foram registadas diferenças na incidência de defeitos do esmalte em dentes sucessivos com a utilização de técnicas de pulpotomia baseadas no formocresol ou no glutaraldeído.

Ao contrário do formaldeído, que se liga principalmente aos tecidos e apenas uma pequena fração é metabolizada, o glutaraldeído apresenta uma ligação muito baixa aos tecidos e é facilmente metabolizado. O glutaraldeído é metabolizado principalmente nos rins e nos pulmões, mas também se encontra no fígado, no coração e nos tecidos musculares. O glutaraldeído é eliminado principalmente na urina e expirado nos gases; 90% do fármaco desaparece no prazo de 3 dias.

Praticamente não foram demonstrados efeitos tóxicos após a administração de glutaraldeído (através de pulpotomia ou aplicação sistémica). Doses elevadas (ou seja, até 500 vezes a quantidade aplicada num procedimento de pulpotomia) causaram poucos efeitos tóxicos. **Estudos de citotoxicidade,**[79] em fibroblastos de polpa humana, mostraram que o Glutaraldeído a 2,5% é 15 a 20 vezes menos tóxico do que o Formocresol ou o formaldeído a 19%.

Embora se tenha demonstrado que o glutaraldeído produz produtos antigénicos de forma muito semelhante ao formocresol, tem uma antigenicidade relativamente baixa em comparação com o formocresol. Infelizmente, as soluções purificadas de glutaraldeído demonstraram ser instáveis.

As indicações, contra-indicações e técnica para a pulpotomia com Glutaraldeído são as mesmas que para a pulpotomia com Formocresol, exceto que o Glutaraldeído é substituído pelo Formocresol. Infelizmente, nem a concentração óptima de Glutaraldeído nem o tempo de aplicação foram estabelecidos de forma conclusiva.

Garcia-Godoy F et al,[80] relataram os efeitos de várias concentrações e durações de aplicação do glutaraldeído. A aplicação do Glutaraldeído através da incorporação no ZOE levou a uma elevada taxa de insucesso, contra-indicando assim esta via de administração. O tamponamento do glutaraldeído, o aumento da sua concentração e a aplicação durante períodos mais longos aumentam o grau de fixação. Apenas as soluções mais fortes aumentam a profundidade da fixação. Uma maior fixação confere maior resistência à remoção e substituição do tecido fixado. Concentrações fracas e tempos de aplicação curtos conduzem a respostas inflamatórias mais graves no tecido pulpar subjacente e a um eventual fracasso.

A sua investigação levou Ranly et al a recomendar Glutaraldeído tamponado a 4% com um tempo de aplicação de 4 minutos ou 18% durante 2 minutos.

Num acompanhamento de 24 meses de pulpotomias realizadas com Glutaraldeído a 2%, a taxa de insucesso subiu para 18% após 2 anos, e os autores não conseguiram justificar a sua utilização em detrimento do Formocresol. Outros autores analisaram a evidência no que diz respeito à toxicidade, mutagenicidade e distribuição sistémica, não recomendando a substituição do Glutaraldeído pelo Formocresol na técnica de pulpotomia. Apesar da maior segurança do glutaraldeído, a maioria das instituições de formação continua a ensinar a técnica do formocresol e a grande maioria dos dentistas pediátricos em atividade continua a utilizar o formocresol.

Num **estudo clínico iniciado no final da década de 1980**[81] , o glutaraldeído tamponado a 2% foi utilizado durante 3 minutos e depois coberto com um penso de uma única gota de:- glutaraldeído tamponado a 2% mais ZOE ou

Uma única gota de glutaraldeído a 2% tamponado com Ca(OH)2 (ou seja, Dycal).

Ambos apresentaram taxas de sucesso clínico e radiográfico semelhantes. Os autores concluíram que nenhum dos protocolos, no entanto, foi tão bem sucedido como a pulpotomia com formocresol.

As zonas histológicas foram descritas por Atkinson: Zona de fixação.

Zona de fibroblastos pró-inflamatórios.

Polpa vital.

PULPOTOMIA COM SULFATO FÉRRICO

O sulfato férrico tem sido utilizado como agente hemostático para impressões de coroas e pontes. Embora o mecanismo da ação hemostática do sulfato férrico ainda seja debatido, parece que a aglutinação das proteínas do sangue resulta da reação do sangue com os iões férrico e sulfato com o pH ácido da solução. **As proteínas aglutinadas** formam tampões que ocluem os orifícios capilares[82] . O uso do sulfato férrico foi recomendado porque pode evitar problemas decorrentes da formação de coágulos após a remoção da polpa coronária e minimiza as chances de inflamação e reabsorção interna, que foi um fator importante para o insucesso das pulpotomias com Ca(OH)2.

O sulfato férrico tem recebido a atenção mais recente como uma alternativa ao formocresol nas opções de pulpotomia. Este material, quando em contacto com os tecidos, forma um complexo proteico de iões férricos que oclui mecanicamente os capilares no local da amputação pulpar. O tecido pulpar subjacente é então deixado a cicatrizar.

Landau e Johnson encontraram uma resposta pulpar mais favorável a uma solução de sulfato férrico a 15,5% do que ao hidróxido de cálcio em pulpotomias de primatas após 60 dias. **Fei et al.**[83] encontraram uma taxa de sucesso clínico e radiográfico combinada de 96,3% para pulpotomias com sulfato férrico versus uma taxa de sucesso de 77,8% para pulpotomias com formocresol diluído em humanos após 12 meses.

Fuks et al,[84] encontraram uma taxa de sucesso de 92,7% com sulfato férrico versus 83,8% com formocresol diluído em pulpotomias de dentes decíduos após um tempo médio pós-tratamento de 20,5 meses. Eles observaram que essas diferenças não eram estatisticamente significativas e, portanto, concluíram que as taxas de sucesso eram semelhantes para ambos os grupos.

Ao contrário do formocresol, o sulfato férrico não é um fixador, é um adstringente. O sulfato férrico liga-se às proteínas pulpares e forma um complexo metal-proteína (MPC) que oclui mecanicamente os capilares e produz hemostasia.

PULPOTOMIAS COM AGREGADOS DE TRIÓXIDO MINERAL

Em 1995, **Torabinejad et al**,[85] descreveram as propriedades físicas e químicas do agregado de trióxido mineral (MTA) - um novo material de obturação da extremidade radicular. **O MTA,**[86], é um pó composto por **silicato tricálcico, óxido de bismuto, silicato dicálcico, aluminato tricálcico, aluminoferrite tetracálcica e sulfato de cálcio di-hidratado** que endurece por hidratação, tornando-se num gel coloidal com um pH de 12,5, semelhante ao do Ca(OH)2. O tempo de presa do cimento é de 3 a 4 horas e a sua resistência à compressão após a presa é de 70 MPa, o que é comparável à do IRM. Foi demonstrado que o MTA tem a capacidade de estimular a libertação de citocinas das células ósseas, indicando que promove ativamente a formação de tecido duro. Também foi demonstrado que **o MTA,**[87], tem propriedades antimicrobianas semelhantes às do ZOE e não tem efeito citotóxico. O MTA tem sido proposto como um potencial medicamento para procedimentos de pulpotomia, bem como para o capeamento de polpas com pulpite reversível, apexificação e reparação de perfurações radiculares. O material é biocompatível, permite a regeneração óssea e o crescimento excessivo de cemento quando utilizado como material de preenchimento da extremidade radicular e a sua capacidade de selamento é melhor do que a da amálgama ou do ZOE. **O MTA,**[88] foi testado em dentes de macaco como agente de capeamento pulpar, e as respostas pulpares favoráveis observadas nesta experiência foram superiores às do Ca(OH)2. Resultados semelhantes foram encontrados quando terceiros molares humanos intactos foram usados para comparar o efeito do capeamento pulpar com MTA e Ca(OH)2. Verificou-se que o MTA mantém a integridade pulpar após o capeamento pulpar e a pulpotomia em estudos com animais, e que tem um efeito dentinogénico na polpa expresso pela formação de pontes de dentina onde toca o tecido pulpar.

Eidelmann E Et al,[89] compararam o efeito do MTA com o do formocresol em 45 molares decíduos tratados com pulpotomia em 26 crianças com uma idade média de 6 anos e 5 meses. Foi efectuado um acompanhamento clínico e radiográfico de 18 crianças com 32 dentes, com idades compreendidas entre os 6 e os 30 meses. Foi observada reabsorção interna num molar tratado com formocresol (17 meses de pós-operatório). Nenhum dos dentes do grupo do MTA apresentou qualquer patologia clínica ou radiográfica. A obliteração do canal pulpar foi observada em 9 dos 32 (28%) molares avaliados.

Foram comunicados os resultados preliminares de um estudo prospetivo de acompanhamento de 3 anos que comparou o MTA com o formocresol. **Ritwik P et al,**[90] efectuaram pulpotomias em 60 molores primários em 22 crianças com idades compreendidas entre os 2 e os 8 anos, cada uma necessitando de pelo menos duas pulpotomias. Cada criança recebeu pelo menos uma pulpotomia com MTA e uma com formocresol, seguida de uma coroa de SS. Seis meses após a cirurgia, sete dentes do grupo do formocresol e dois do grupo do MTA apresentaram achados radiográficos anormais; no entanto, essas diferenças não foram estatisticamente significativas.

Resultados consideravelmente melhores foram observados por outros pesquisadores em um estudo mais extenso que incluiu parte do material apresentado por Eidelman et al. e um tempo de acompanhamento maior. Esses autores avaliaram a taxa de sucesso a longo prazo da pulpotomia em molares decíduos com exposição pulpar cariada, utilizando MTA ou formocresol como agentes de cobertura pulpar. Sessenta e quatro molares decíduos de 35 crianças foram tratados por uma técnica de pulpotomia convencional. Os dentes foram aleatoriamente atribuídos ao grupo do MTA ou do formocresol através do lançamento de uma moeda. Após a remoção da polpa coronal e hemostasia, os cotos pulpares foram cobertos com MTA no grupo experimental. No grupo de controlo, o formocresol foi colocado com uma bolinha de algodão sobre os cotos pulpares durante 5 minutos e depois removido; os cotos pulpares foram depois cobertos com uma pasta ZOE. Oito dentes de ambos os grupos foram restaurados com uma restauração de amálgama, e todos os outros foram cobertos com uma coroa de SS. Trinta e três crianças com 62 dentes (29 tratados com formocresol e

33 com MTA) estavam disponíveis para avaliação clínica e radiográfica a longo prazo. O acompanhamento variou entre 4 e 74 meses, com um tempo médio de acompanhamento de 38 meses e sem diferença entre os grupos. Vinte e nove dentes foram seguidos até à esfoliação natural (média de 33 meses), tendo sido detectadas falhas após um período médio de 16 meses (variando entre 4 e 30 meses). A taxa de sucesso da pulpotomia foi de 97% para o MTA (uma falha) e 83% para o formocresol (cinco falhas). Os dentes de combate apresentaram reabsorção interna. Em quatro (dois de cada grupo), o progresso do processo de reabsorção parou e o tecido pulpar foi substituído por um tecido calcificado radiopaco. A obliteração do canal pulpar foi observada em 55% (34 de 62) dos molares avaliados. Esse achado, que não foi considerado um insucesso, foi detectado em 58% (19 de 33) do grupo do MTA e em 52% (15 de 29) do grupo do formocresol. Os autores concluíram que o MTA mostrou uma maior taxa de sucesso clínico e radiográfico a longo prazo do que o formocresol como material de penso após pulpotomia em molares primários e pode ser recomendado como um substituto adequado para o formocresol.

Hadder AA et al[91] compararam clinicamente, em radiografias e histologicamente o efeito do MTA cinza, MTA branco e formocresol como curativos pulpares em dentes decíduos tratados com pulpotomia de crianças egípcias. Os autores seleccionaram 24 crianças com uma idade média de 6 anos (variando entre 4 e 8 anos), cada uma com pelo menos três molares decíduos que necessitavam de pulpotomia, para a parte clínica e radiográfica do estudo. Outros 15 dentes decíduos cariados, planeados para extração em série, foram seleccionados para a parte histológica do estudo. Todos os dentes foram avaliados periodicamente durante 12 meses, exceto os seleccionados para avaliação histológica; estes foram extraídos 6 meses após a cirurgia. Foram avaliados 60 dentes tratados com pulpotomia em 20 crianças (quatro crianças com 12 pulpotomias não retornaram para acompanhamento); destes, um dente (MTA cinza) esfoliou normalmente e seis dentes (quatro MTA branco e dois formocresol) falharam devido a abscessos. Todos os 53 dentes restantes apresentaram sucesso clínico e radiográfico, sendo que a obliteração do canal pulpar foi encontrada em 11 dentes tratados com MTA cinza e em um dente do grupo do MTA branco. A avaliação histológica demonstrou que ambos os tipos de **MTA** induziram pontes de dentina espessas, enquanto que no grupo do formocresol elas eram finas e pouco calcificadas. A arquitetura pulpar com o MTA cinzento estava mais próxima do normal do que com o MTA branco, que apresentava um padrão fibrótico denso com calcificação pulpar isolada. Esses autores concluíram que o MTA cinza foi melhor do que o MTA branco e o formocresol como curativo pulpar para dentes decíduos tratados com pulpotomia.

O MTA está disponível comercialmente como ProRoot MTA. Devido ao seu custo, a utilização clínica do MTA na prática da dentisteria pediátrica torna-se quase proibitiva. Assim, o sulfato férrico ou o formocresol podem continuar a ser uma solução válida e económica para pulpotomias em dentes decíduos.

PULPOTOMIA ELECTROCIRÚRGICA [92]

Embora a eletrocoagulação nas polpas dos dentes tenha sido relatada em 1957, foi uma década mais tarde que Mack se tornou o primeiro dentista dos EUA a realizar rotineiramente pulpotomias electrocirúrgicas. Oringer também defendeu fortemente esta técnica no seu texto de 1975 sobre eletrocirurgia. Vários estudos clínicos produziram resultados comparáveis aos encontrados com o uso do formocresol. Foram registados resultados contraditórios em estudos histológicos, que vão desde resultados comparáveis à pulpotomia com formocresol até à reabsorção radicular patológica com envolvimento periapical e furcal. Um estudo retrospetivo em humanos realizado por investigadores em 1993 mostrou uma taxa de sucesso de 99% para molares primários submetidos a pulpotomias electrocirúrgicas. Em comparação com um estudo de pulpotomia com formocresol de desenho semelhante, a taxa de sucesso da técnica electrocirúrgica demonstrou ser significativamente mais elevada. Um estudo clínico mais recente mostrou taxas de sucesso de 95% e 87%, respetivamente, para pulpotomias electrocirúrgicas e pulpotomias com formocresol.

Os passos da técnica de pulpotomia electrocirúrgica são basicamente os mesmos que os da técnica do formocresol, através da remoção do tecido pulpar coronal. Colocam-se grandes pellets de algodão esterilizados em contacto com a polpa e aplica-se pressão para obter hemostase. O Hyfrecator Plus 7-797 (Birtcher Medical Systems, Irvine, CA) é ajustado a 40% da potência (alta a 12 W) e o elétrodo dentário 705-A é utilizado para emitir o arco elétrico. As bolinhas de algodão são rapidamente removidas e o elétrodo é colocado 1 a 2 mm acima do coto pulpar. Permite-se que o arco elétrico faça a ponte entre o espaço e o coto pulpar durante 1 segundo, seguido de um período de arrefecimento de 5 segundos. Assim, a transferência de calor e eletricidade é minimizada, mantendo o elétrodo o mais afastado possível do coto pulpar e da estrutura dentária, permitindo, ao mesmo tempo, a ocorrência de um arco elétrico. Se necessário, este procedimento pode ser repetido até um máximo de três vezes. O procedimento é então repetido para o coto pulpar seguinte. Quando o procedimento é corretamente executado, os cotos pulpares aparecem secos e completamente enegrecidos. A câmara é preenchida com ZOE colocado diretamente contra os cotos pulpares. **Fishman FA et al,**[93] não mostrou nenhuma diferença entre ZOE e Ca(OH)2 como curativo. O dente deve então ser restaurado com uma coroa de SS.

Lasers [94]

Recentemente, surgiram vários relatos na literatura sobre o uso do laser de dióxido de carbono para a realização de pulpotomias vitais em dentes decíduos. Os investigadores compararam a utilização do laser com o formocresol em dentes decíduos sem cáries, com cúspide, que estavam programados para extração em crianças entre os 6 e os 10 anos de idade. Trinta dentes foram incluídos no estudo. Os autores não encontraram diferenças significativas entre os grupos tratados com formocresol e com laser. Áreas de reabsorção interna isolada foram identificadas em um dos dentes tratados com formocresol e em dois dos dentes tratados com laser. Os autores preocuparam-se com o limiar de energia necessário para criar condições que minimizem a resposta inflamatória inicial. Concluíram que, com base nos achados sintomáticos, clínicos e histológicos, o laser de dióxido de carbono parece comparar-se favoravelmente com o tratamento com formocresol. Consideraram também que deveriam ser realizados estudos adicionais para estabelecer a energia laser ideal aplicada para maximizar a resposta pulpar residual óptima e para explorar os efeitos do tratamento laser em polpas previamente expostas por lesões cariosas.

Outros pesquisadores relataram o uso do laser em dentes decíduos com exposições pulpares causadas por lesões cariosas. Trinta e três dentes, que incluíam 21 molares decíduos e 12 caninos decíduos, foram tratados e observados por 12 a 27 meses. Os autores observaram calcificação completa nas radiografias após 9 meses em cerca de metade dos dentes tratados.

Com base nestes primeiros estudos, a utilização do laser de dióxido de carbono deve ser considerada como uma alternativa viável a outros métodos que revelam possíveis efeitos secundários tóxicos. No entanto, o custo considerável do laser pode não tornar este método rentável.

Em resumo, a busca por alternativas ao formocresol como curativo pulpar em pulpotomias de dentes decíduos ainda não revelou um agente, instrumento ou técnica que tenha taxas de sucesso clínico a longo prazo melhores do que as do formocresol. Até que tal agente, instrumento ou técnica seja encontrado, o formocresol (diluição de um quinto), o sulfato férrico ou o MTA podem ser usados como agentes capeadores em pulpotomias de dentes decíduos.

PULPOTOMIA NÃO VITAL (pulpotomia mortal)[17] Indicações:

1) Quando o processo inflamatório que afecta a polpa coronal se estende à polpa radicular levando a uma alteração irreversível do tecido pulpar.

2) Quando a polpa é completamente não vital, onde pode estar presente um abcesso com ou sem celulite aguda.

3) Canais radiculares não negociáveis .

Idealmente, os dentes não vitais devem ser tratados por pulpectomia e obturação do canal radicular. No entanto, a pulpectomia de um molar primário é muitas vezes impraticável, pelo que se utiliza mais frequentemente uma técnica de pulpotomia em duas fases. A polpa coronal necrótica é removida em primeiro lugar e a polpa radicular infetada é tratada com uma solução anti-séptica forte, que é aplicada numa placa de algodão e selada na câmara pulpar durante 1-2 semanas. A taxa de sucesso desta técnica é baixa (aproximadamente 50%).

Técnica

1st Visita: A polpa coronal necrótica é removida. A câmara pulpar é irrigada com soro fisiológico e seca com uma bola de algodão. A polpa radicular infetada é tratada com uma solução anti-séptica forte, como o cresol de faia. Mergulhar a bolinha em cresol de faia e remover o excesso humedecendo-a num algodão esterilizado e colocá-la na câmara pulpar sobre a polpa radicular. Selar a cavidade com cimento provisório durante uma ou duas semanas. **2nd Visita**: Isolar o dente e remover o penso temporário e o granulado com cresol de madeira de faia. Se os sintomas persistirem ou se não houver sinais de resolução do seio, deve ser feita uma deteção para repetir o tratamento ou para extrair o dente. Se não houver sintomas, a câmara pulpar pode ser preenchida com uma pasta anti-séptica. Durante o preenchimento da câmara pulpar, a pasta anti-séptica pode ser empurrada firmemente para dentro do canal radicular com bolinhas de algodão. O dente pode ser restaurado com uma coroa de aço inoxidável.

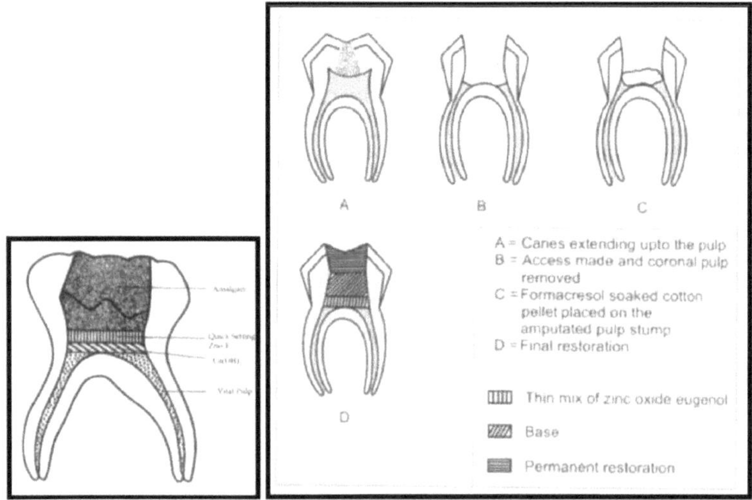

CATEGORIAS DE MEDICAMENTOS PARA A POLPA

FORMOCRESOL	CALCIUM HYDROXIDE	GLUTARALDEHYDE
Tissue fixation Protein germicide Vital tissue remains at the apex Reported clinical success About 95% after 2 years Histological success 70% after 2 years Reported toxicity and peri apical leakage due to smaller molecular size	Calcium bridge formaton Germicidal activity Vital pulp remains Reported clinical success to be 65% Histologic success 35% Associated with internal resorption in deciduous teeth Bridging may take further endodontic treatment complicated	Better and non reversible fixation of tissues Excellent and microbial Pulp tissue remains vital Reported clinical success 98-100% Comparatively less dystrophic calcification Less pulpal necrosis

À medida que a reabsorção progride, o forame apical pode não corresponder ao ápice anatómico da raiz, mas ser coronal a ele. Por conseguinte, o estabelecimento radiográfico do comprimento do canal radicular pode ser incorreto. A reabsorção pode estender-se através das raízes e para dentro dos canais radiculares, criando comunicações adicionais com os tecidos periapicais que não sejam através dos forames apicais ou dos canais laterais e acessórios. Foi demonstrado que isto ocorre em todos os níveis da raiz. Devido a estes factores, a utilização de um localizador apical não é fiável para estabelecer o comprimento do canal.

Broto de dente permanente

Os efeitos da terapia endodôntica primária no desenvolvimento do broto do dente permanente devem ser uma preocupação primordial para o clínico. A manipulação através do ápice do dente decíduo é contra-indicada porque o botão do dente permanente fica imediatamente adjacente ao ápice do dente decíduo. A extensão excessiva dos instrumentos do canal radicular e dos materiais de obturação deve ser evitada. Se forem visíveis sinais de reabsorção na radiografia de diagnóstico, é aconselhável estabelecer o comprimento de trabalho dos instrumentos endodônticos 2 ou 3 mm antes do ápice radiográfico. Recomenda-se a utilização da técnica de paralelismo radiográfico com um cone longo para obter a máxima precisão. O comprimento dos canais é geralmente estabelecido pela medição do dente na radiografia de diagnóstico. A hemorragia após a remoção da polpa indica uma sobreextensão nos tecidos periapicais.

A anestesia é normalmente necessária para a extirpação da polpa e ampliação dos canais, mas pode ser desnecessária quando os dentes decíduos são obturados numa consulta subsequente. A reação do doente pode, por vezes, ser utilizada como guia para a aproximação ao ápice e como verificação do comprimento do canal. No entanto, isto só pode ser feito em pacientes cooperantes porque o desconforto causado pela colocação do grampo do dique de borracha ou pela aproximação do instrumento ao ápice pode criar um comportamento perturbador em algumas crianças.

O material de obturação utilizado para obliterar os canais radiculares em dentes decíduos deve ser absorvível, para que possa ser absorvido à medida que o dente reabsorve e para que não ofereça resistência ou deflexão à erupção do dente permanente. Materiais obturadores permanentes, como a guta-percha, são contra-indicados na terapia de canais radiculares de dentes decíduos.

CAPÍTULO 9

PULPECTOMIA

Definições

Dannenberg[95] definiu pulpectomia como a extirpação da polpa vital, normal ou anormal, seguida de esterilização e obturação do canal radicular

Pulpectomia significa a remoção total do tecido pulpar dos canais radiculares **Mathewson**[96] definiu-a como a remoção completa da polpa necrótica dos canais radiculares e da porção coronal dos dentes decíduos dentários, de modo a manter um dente na arcada dentária.

Finn[6] define pulpectomia como a remoção de todo o tecido pulpar da porção coronal e radicular do dente.

Pulpectomia[97] pode ser dividida em três fases principais:

Preparação biomecânica:

a)Penetração em linha reta dos orifícios do canal radicular. b)Exploração do canal radicular.

c) Limpeza e modelação.

i) Extirpação da polpa.

ii) Instrumentação adequada.

iii) Irrigação.

Desinfeção

Obturação

Os procedimentos de pulpectomia e obturação de canais radiculares em dentes decíduos têm sido objeto de muita controvérsia. O medo de danos ao desenvolvimento dos botões dos dentes permanentes e a crença de que os canais radiculares tortuosos dos dentes decíduos não poderiam ser adequadamente negociados, limpos, modelados e obturados levaram ao sacrifício desnecessário de muitos dentes decíduos com envolvimento pulpar. Muito tem sido escrito a respeito dos danos potenciais que as obturações dos canais radiculares podem causar ao broto do dente permanente em desenvolvimento. Ao mesmo tempo em que ampliam esses perigos, muitos autores têm defendido a extração de dentes decíduos com envolvimento pulpar e a colocação de mantenedores de espaço. No entanto, não há melhor mantenedor de espaço do que o dente decíduo. Além disso, nada foi escrito sobre os danos dos mantenedores de espaço nos dentes existentes na boca. Para muitos mantenedores de espaço que são colocados, o acompanhamento adequado é

não é alcançado devido ao descuido do paciente ou do clínico. A descalcificação e a cárie galopante são sequelas frequentes de bandas soltas retidas durante longos períodos de tempo. A má higiene oral à volta dos mantenedores de espaço contribui para o aumento da cárie e dos problemas gengivais. A deflexão dos dentes permanentes em erupção causada pela retenção prolongada de mantenedores de espaço é por vezes encontrada. A perda de mantenedores de espaço com a consequente perda de espaço pode ocorrer se o paciente atrasar o regresso ao tratamento. Estes são alguns dos problemas que podem ser evitados pela retenção do dente primário envolvido pulparmente, quando possível.

Foi relatado que, embora a hipoplasia severa e os distúrbios no desenvolvimento da raiz não se intensifiquem, a hipoplasia menor aumenta nos dentes sucessivos após o tratamento do canal radicular dos precursores primários. **Coll JA Sadrian R,**[98] relataram a mesma quantidade de defeitos no lado não tratado e concluíram que não há efeitos da pulpectomia primária nos dentes sucessores. Os defeitos de esmalte aumentaram à medida que a quantidade de reabsorção radicular primária pré-operatória aumentou. Foi resumido que os defeitos resultam da infeção existente antes da pulpectomia e não do procedimento em si. Deve ser salientado que todos esses estudos são retrospectivos, envolvendo dentes permanentes erupcionados e, como tal, não podem determinar as causas dos defeitos. A economia tem sido apresentada como um argumento contra o tratamento endodôntico de dentes decíduos, mas não é um argumento razoável quando comparado com o custo dos mantenedores de espaço, incluindo o tratamento de acompanhamento necessário. De facto, o tratamento endodôntico é provavelmente a alternativa menos dispendiosa quando se considera toda a sequência de tratamento.

O sucesso do tratamento endodôntico em dentes decíduos é avaliado pelos mesmos critérios que são utilizados para os dentes permanentes. O dente primário tratado deve permanecer firmemente ligado e funcionar sem dor ou infeção. Os sinais radiográficos de infeção furcal e periapical devem ser resolvidos com uma inserção periodontal normal. O dente decíduo deve reabsorver normalmente e não interferir de forma alguma com a formação ou erupção do dente permanente.

Foram registadas taxas de sucesso que variam entre 75% e 96%. Os meios habituais de estudo da obturação de canais radiculares em dentes decíduos têm sido clínicos e radiográficos. Existe uma grande necessidade de estudos histológicos nesta área.

Os primeiros relatos de tratamento endodôntico em dentes decíduos geralmente envolviam a desvitalização com arsénio em dentes vitais e o uso de creosoto, formocresol ou pastas de paraformaldeído em dentes não vitais. Os canais eram preenchidos com uma variedade de materiais, geralmente compostos por óxido de zinco e vários aditivos.

Rabinowitch,[99] publicou o primeiro relatório científico bem documentado de procedimentos endodônticos em dentes decíduos em 1953. Foi relatado um estudo de 1363 casos de molares decíduos parcial ou totalmente não vitais, realizado durante 13 anos. Apenas sete casos foram fracassados; a maioria dos pacientes foi seguida por 1 ou 2 anos clinicamente e com radiografias. As obturações de ZOE e nitrato de prata foram colocadas apenas após a obtenção de um resultado negativo da cultura de cada dente. Os dentes com envolvimento periapical necessitaram de uma média de 7,7 visitas para completar o tratamento; os dentes sem envolvimento periapical necessitaram de uma média de 5,5 visitas. Rabinowitch listou a reabsorção interna e a reabsorção externa patológica grosseira como contra-indicações para o canal radicular primário

Outro estudo bem documentado relatou uma taxa de sucesso de 95% em dentes vitais e infectados usando um material de preenchimento de timol, cresol, iodofórmio e óxido de zinco.

Num estudo clínico bem controlado de canais radiculares primários utilizando a pasta Oxpara como material de obturação, foram referidos cinco factores pré-existentes que tornaram o prognóstico menos favorável:

1. Perfuração da furca
2. Reabsorção externa excessiva das raízes
3. Reabsorção interna
4. Perda óssea extensa
5. Envolvimento periodontal da furca

Quando os dentes com estes factores foram eliminados, foi alcançada uma taxa de sucesso clínico de 96%. Quando todos os sintomas de infeção residual foram resolvidos antes da obturação dos canais, a taxa de sucesso melhorou. Não foi registada qualquer evidência radiográfica de danos nos dentes permanentes.

Após uma revisão da literatura sobre obturações de canais radiculares em dentes decíduos, é evidente que há falta de material histológico nesta área. É necessária mais investigação sobre este assunto.

Contra-indicações para obturações primárias de canais radiculares

Exceto nas sete situações seguintes, todos os dentes decíduos com envolvimento pulpar que se tenha estendido para além da polpa coronal são candidatos a obturações de canal, quer sejam vitais ou não vitais:

1. Um dente não restaurável.
2. Reabsorção interna nas raízes visível em radiografias.
3. Dentes com perfurações mecânicas ou cariosas do pavimento da câmara pulpar.
4. Reabsorção radicular patológica excessiva envolvendo mais de um terço da raiz.
5. Perda patológica excessiva de suporte ósseo com perda da inserção periodontal normal.
6. A presença de um quisto dentígero ou folicular.
7. A lesão periapical ou interradicular envolvendo a cripta do sucessor permanente em desenvolvimento.

A reabsorção interna geralmente começa dentro dos canais radiculares, perto da área de furca. Devido à finura das raízes dos dentes decíduos, uma vez que a reabsorção interna se torna visível nas radiografias, há invariavelmente uma perfuração da raiz pela reabsorção. A curta superfície furcal dos dentes decíduos leva a uma rápida comunicação entre o processo inflamatório e a cavidade oral através da inserção periodontal. O resultado final é a perda da inserção periodontal do dente e, por fim, mais reabsorção e perda do dente. As perfurações mecânicas ou cariosas do assoalho da câmara pulpar falham pelas mesmas razões. Foi demonstrado que o comprimento da raiz é o critério mais fiável de integridade da raiz, e que é necessário pelo menos 4 mm de comprimento da raiz para que o dente primário seja tratável.[100]

ABERTURA DE ACESSO NA PULPECTOMIA

A preparação do acesso é a fase mais importante dos aspectos técnicos do tratamento do canal radicular. O acesso é a chave que abre a porta para maximizar a limpeza, a moldagem e a obturação.

Os 3 objectivos da preparação do acesso são:

Obtenção de acesso em linha reta Conservação da estrutura do dente Sem cobertura da câmara, seguida de exposição e remoção dos cornos pulpares.

Incisivo Central Maxilar: O esmalte é penetrado no centro da superfície lingual a meio caminho entre o bordo incisal e a margem gengival e a meio caminho entre a superfície aproximada dos dentes num ângulo perpendicular a esta.

Mack e Halterman,[101] descreveram uma entrada labial para o canal em dentes anteriores primários, em vez da abertura lingual convencional. A única variação da abertura é uma maior extensão do bordo incisal do que com o acesso lingual normal, de modo a proporcionar uma abordagem tão direta quanto possível aos canais radiculares. Isto permite uma maior facilidade de instrumentação. Uma restauração estética final é concluída com uma resina composta colada no local.

Por rotina, o acesso é efectuado com uma broca redonda esterilizada n.º 4 num contra-ângulo de alta velocidade. Após a penetração do esmalte, a broca redonda de carboneto n.º 4 num contra-ângulo de baixa velocidade é dirigida ao longo do longo eixo do dente até se sentir uma "queda" da broca na câmara pulpar. O esmalte e a dentina pendentes do teto lingual da câmara pulpar são removidos com uma broca de fissura em forma de chama ou cónica num contra-ângulo de velocidade lenta, trabalhando de dentro para fora com um golpe de "tração". Isto permite uma penetração em linha reta no canal radicular. A forma do contorno reflecte a forma da estrutura anatómica interna da câmara pulpar coronal. A forma é ligeiramente triangular com a base do triângulo direccionada para o bordo incisal.

Incisivo lateral do maxilar:

A abertura de acesso é semelhante à do incisivo central maxilar. No entanto, é utilizada uma broca redonda n.º 2. A preparação é mais pequena e geralmente mais ovoide.

Cúspide maxilar:

A forma da abertura é ovoide.

Primeiro e segundo molar do maxilar:

O esmalte é penetrado com uma broca de carboneto redonda esterilizada n.º 4 num contra-ângulo de alta velocidade, posicionando o instrumento na fossa central e angulando-o em direção à raiz palatina. A broca é direccionada para o canal palatino. Para penetrar na dentina, utiliza-se uma broca de carboneto redonda n.º 4 em contra-ângulo de baixa velocidade; a broca é inclinada em direção à raiz palatina até se sentir uma gota da broca na câmara pulpar. As paredes da cavidade de acesso são refinadas de modo a ficarem divergentes em direção à superfície oclusal.

A abertura de acesso é normalmente triangular, com cantos arredondados que se estendem em direção à ponta da cúspide mesiovestibular, à crista marginal e à crista obrigatória, mas sem incluir esta última.

Incisivo central e lateral mandibular:

A forma da abertura de acesso é ovalada, com as suas maiores dimensões orientadas inciso-gengivalmente.

Canino Mandibular:

A forma do acesso é ovoide.

Primeiro e segundo molar mandibular:

O esmalte e a dentina são penetrados na fossa central com a broca direccionada para a raiz distal. A abertura de acesso é geralmente trapezoidal com cantos redondos. A abertura de acesso estende-se em direção à cúspide mesiovestibular para descobrir o canal mesiovestibular, estendendo-se lingualmente ligeiramente para além do sulco vestibular. A cavidade de acesso é estendida mais para mesial e vestibular de modo a obter acesso aos orifícios do canal mesial a partir de uma direção mais distal.

Dentes decíduos anteriores

As aberturas de acesso para o tratamento endodôntico em dentes anteriores primários ou permanentes têm sido tradicionalmente através da superfície lingual. Esta continua a ser a superfície de escolha (exceto para incisivos primários superiores descoloridos); tem sido recomendado que o clínico utilize uma abordagem facial seguida de uma restauração de compósito com ataque ácido para melhorar a estética. As técnicas de branqueamento que são bem sucedidas em dentes permanentes não são bem sucedidas em dentes decíduos.

Muitos incisivos superiores primários que necessitam de pulpectomia apresentam descoloração causada pela fuga de pigmentos de hemossiderina para os túbulos dentinários após uma lesão traumática anterior. Após a pulpectomia e a obturação do canal radicular, a maioria dos incisivos primários descolora.

A anatomia dos incisivos primários superiores é tal que o acesso pode ser efectuado com sucesso a partir da superfície facial. A única variação da abertura é uma maior extensão do bordo incisal do que com o acesso lingual normal, para proporcionar uma abordagem tão direta quanto possível ao canal radicular.

O canal radicular é preenchido com ZOE e, em seguida, o ZOE é cuidadosamente removido até próximo da linha cervical. Um liner de Dycal ou Life é colocado sobre o ZOE para servir de barreira entre a resina composta e a obturação do canal radicular. O liner é estendido sobre a dentina lingual de coloração escura para servir como opacificador. A abertura de acesso e toda a superfície facial são condicionadas com ácido e restauradas com resina composta.

Ao contrário dos dentes decíduos posteriores, os dentes decíduos anteriores têm um canal sem ramificações e canais laterais ou acessórios. Por conseguinte, os canais radiculares anteriores primários podem ser preenchidos imediatamente após a limpeza, desde que o canal possa ser seco.

Dentes primários posteriores

As aberturas de acesso aos canais radiculares primários posteriores são essencialmente as mesmas que as dos dentes permanentes. As diferenças importantes entre os dentes decíduos e permanentes são o comprimento das coroas, a forma bulbosa das coroas e as paredes dentinárias muito finas dos assoalhos pulpares e das raízes. A profundidade necessária para penetrar na câmara pulpar é muito menor do que nos dentes permanentes. Da mesma forma, a distância entre a superfície oclusal e o assoalho pulpar da câmara pulpar é muito menor do que nos dentes permanentes.

Nos molares primários, é preciso ter cuidado para não triturar o assoalho pulpar, pois é provável que haja perfuração.

Quando o teto da câmara pulpar é perfurado e a câmara pulpar é identificada, todo o teto deve ser removido com a broca. Como as coroas dos dentes decíduos são mais bulbosas, é necessária menos extensão em direção ao exterior do dente para descobrir as aberturas dos canais radiculares do que nos dentes permanentes.

Tal como na terapia endodôntica permanente, a limpeza e a modelação dos canais são uma das fases mais importantes do tratamento primário dos canais radiculares. O principal objetivo da preparação química e mecânica do dente primário é o desbridamento dos canais.

Embora seja desejável uma conicidade apical, não é necessário ter uma forma exacta dos canais porque a obturação é feita com uma pasta absorvível em vez de guta-percha. Como em qualquer procedimento endodôntico, a utilização do dique de borracha é obrigatória.

Um comprimento de trabalho preliminar é determinado pela medição de uma radiografia tirada com uma técnica de paralelização. O comprimento de trabalho é então determinado a partir de uma radiografia com uma lima endodôntica no canal. A utilização de localizadores apicais pode não ser fiável, porque a reabsorção radicular pode criar aberturas laterais nos tecidos periodontais a qualquer nível para evitar a sobreextensão através do forame apical, é aconselhável que o comprimento de trabalho seja encurtado para 2 a 3 mm abaixo do comprimento radiográfico, especialmente em dentes que exibam sinais de reabsorção radicular apical.

Método de determinação do comprimento de trabalho:

Método Ingles:

Medir o dente de acordo com a radiografia pré-operatória.

Subtrair pelo menos 1,0 mm de margem de segurança para uma possível distorção ou ampliação da imagem.

Colocar a régua endodôntica neste comprimento de trabalho provisório e ajustar o batente do instrumento ao nível.

Colocar o instrumento no canal até que o batente esteja no plano de referência, exceto se sentir dor (se não tiver sido utilizada anestesia).

Expor, revelar e limpar a radiografia.

Na radiografia, medir a diferença entre a extremidade do instrumento e a extremidade da raiz. Se o instrumento de exploração tiver ultrapassado o ápice, subtraia esta diferença.

A partir deste comprimento ajustado do dente, subtrair um "fator de segurança" de 0,1 mm para confirmar com a terminação apical do canal radicular na junção cementodentinária.

Harty (1976),[102] apresentou um método alternativo para avaliar o comprimento de trabalho através de um método de proporção utilizando a fórmula.

Comprimento verdadeiro do dente(X) = Comprimento verdadeiro do instrumento

Comprimento radiográfico do dente Comprimento radiográfico do instrumento

AVANÇOS DA RADIOGRAFIA PARA FACILITAR A PULPECTOMIA: Radiovisiografia

Xeroradiografia

Processamento digital de imagens

Armazenamento de discos ópticos a laser

Devido às paredes finas das raízes, os dispositivos de limpeza sónicos e ultra-sónicos não devem ser utilizados para preparar os canais dos dentes decíduos. Além disso, a utilização de brocas Gates-Glidden (GG) ou Peeso (Pulpdent Corp, Watertown, MA) é contra-indicada devido ao perigo de perfuração ou descolamento das raízes.

Devido à sua maior flexibilidade, recomenda-se a utilização de instrumentos de níquel-titânio (NiTi) em vez de aço inoxidável. As técnicas manuais ou rotativas são ideais para os dentes decíduos. Se forem utilizadas limas de aço inoxidável, os instrumentos devem ser suavemente curvados para ajudar a atravessar os canais. A moldagem dos canais é efectuada da mesma forma que é feita para receber uma obturação de guta-percha. Deve-se ter cuidado para não perfurar as raízes finas durante os procedimentos de limpeza e moldagem. Os canais são alargados vários tamanhos para além da primeira lima que se encaixa confortavelmente no canal, com um tamanho mínimo de 30 a 35. Uma vez que muitas das ramificações pulpares não podem ser alcançadas mecanicamente, deve manter-se uma irrigação abundante durante a limpeza e a moldagem. O desbridamento do canal radicular primário é mais frequentemente efectuado por meios químicos do que por meios mecânicos. Esta afirmação não deve ser mal interpretada como a ênfase da importância de um desbridamento e desinfeção completos do canal. A utilização de NaOCI para dissolver detritos orgânicos e RC-Prep (Premier Dental Products, Norristown, PA) para produzir efervescência deve desempenhar um papel importante na remoção de tecido das áreas inacessíveis do sistema de canais radiculares.

Após o desbridamento do canal, os canais são novamente lavados abundantemente com NaOCI e depois secos com pontas de papel esterilizadas. Se os canais estiverem secos e não houver exsudado, a obturação é efectuada na mesma sessão. Se a obturação não puder ser efectuada na primeira consulta, uma pasta de Ca(OH)2 é selada nos canais radiculares e na câmara pulpar com cimento provisório.

Numa consulta subsequente, o dique de borracha é colocado e os canais são reintroduzidos. Desde que o paciente não apresente quaisquer sinais e sintomas de inflamação, os canais são novamente irrigados com NaOCI e secos antes da obturação. Se estiverem presentes sinais ou sintomas de inflamação, os canais são novamente limpos e remedicados e o procedimento de obturação é adiado para uma altura posterior.

MEDICAMENTOS INTRACANAIS [97]

Os requisitos de um desinfetante para os canais radiculares são os seguintes Deve ser um germicida e fungicida eficaz.

Não deve ser irritante para os tecidos periapicais.

Deve manter-se estável em solução.

Deve ter um efeito antimicrobiano prolongado.

Deve ser ativo na presença de sangue, soro e derivados proteicos dos tecidos. Deve ter uma tensão superficial baixa.

Não deve interferir com a reparação dos tecidos periapicais.

Não deve manchar as estruturas dentárias.

Deve ser capaz de ser inactivado num meio de cultura .

Não deve induzir uma resposta imunitária mediada por células.

Os desinfectantes dos canais radiculares podem ser agrupados arbitrariamente como óleos essenciais, compostos fenólicos, halogéneos e antibióticos, por exemplo:

Óleos essenciais

Como grupo, os óleos essenciais são desinfectantes fracos

Eugenol: é uma essência química do óleo de cravinho e está relacionado com o fenol. É ligeiramente mais irritante do que o óleo de cravinho e é simultaneamente anti-sético e anódino.

Compostos fenólicos:

Fenol. Esta substância branca e cristalina tem um odor caraterístico derivado do alcatrão de carvão. O fenol liquefeito (ácido carbólico) é constituído por 9 partes de fenol e 1 parte de água. O fenol é um veneno protoplasmático e produz necrose dos tecidos moles.

Para-clorofenol: Este composto é um produto de substituição do fenol em que o cloro substitui um dos átomos de hidrogénio. Avny e colaboradores, bem como Taylor e colaboradores, demonstraram que a solução aquosa de para-clorofenol penetra mais profundamente nos túbulos dentinários do que o clorofenol canforado.

Para-clorofenol canforado. Este composto é constituído por 2 partes de para-clorofenol e 3 partes de goma-cânfora. A cânfora serve como veículo e diluente e reduz o efeito irritante do para-clorofenol puro. Também prolonga o efeito antimicrobiano

Formocresol: Esta substância é uma combinação de formalina e cresol nas proporções de 1:2 ou 1:1. A formalina é um desinfetante forte que se combina com a albumina para formar uma substância insolúvel e indecomponível. O formocresol é um medicamento bactericida não específico, mais eficaz contra organismos aeróbios e aneróbios encontrados num canal radicular.

Glutaraldeído: Este óleo incolor é ligeiramente solúvel em água e, por conseguinte, tem uma reação ligeiramente ácida. Tal como a formalina, é um forte desinfetante e fixador.

Cresatina: Também conhecida como meta cresilacetato, esta substância é um líquido oleoso claro, estável e de baixa volatilidade. Afirma-se que tem propriedades anti-sépticas e obtundantes.

Hidróxido de cálcio: A sua ação anti-séptica está provavelmente relacionada com o seu elevado PH e a sua ação lixiviante sobre o tecido pulpar necrótico. Tronstad e colaboradores demonstraram que o hidróxido de cálcio provoca um aumento significativo do PH da dentina circumpulpar quando o composto é colocado no canal radicular. A pasta de hidróxido de cálcio é melhor utilizada como medicamento intracanal quando se prevê um atraso excessivo entre as consultas, porque é eficaz desde que permaneça dentro do canal radicular.

N2: O N2, um composto que contém para-formaldeído como ingrediente principal, é alegadamente utilizado como medicamento intracanal e como vedante. O N2 contém eugenol e borato de fenil mercúrio e, por vezes, ingredientes adicionais, incluindo chumbo, corticosteróides, antibióticos e perfumes. O efeito antibacteriano do N2 é de curta duração e dissipa-se em cerca de uma semana a 10 dias.

Halogéneos:

Hipoclorito de sódio: Este composto é por vezes utilizado como medicamento intra-canal. Em geral, a ação desinfetante dos halogéneos é inversamente proporcional aos seus pesos atómicos. O cloro com o menor peso atómico tem a maior ação desinfetante. Dado que a atividade do hipoclorito de sódio é intensa mas de curta duração, o composto deve ser aplicado no canal radicular de preferência em dias alternados.

Iodetos: Estes compostos são utilizados como anti-sépticos há mais de um século. O iodo é altamente reativo, combinando-se com as proteínas de uma forma frouxa, pelo que a sua penetração não é impedida. Provavelmente destrói os microrganismos ao formar sais que são prejudiciais à vida do organismo.

Compostos de amónio quaternário: Os "quats" são compostos que reduzem a tensão superficial das soluções. São inactivados por compostos aniónicos. Uma vez que os compostos de amónio quaternário têm uma carga positiva e os microrganismos têm uma carga negativa, resulta um efeito ativo de superfície em que o composto se agarra ao microrganismo e inverte as cargas.

IRRIGAÇÃO

Tal como diz o velho ditado "Nem só de pão vive o homem", o sistema pulpar não é limpo e modelado exclusivamente por instrumentos, mas os irrigantes são os coadjuvantes importantes.

De facto, a outra metade do desbridamento do canal é a irrigação. Em teoria, as limas soltam e rompem os materiais no interior dos canais e removem a dentina das paredes sob a forma de aparas, sendo tudo isto depois lavado com um irrigante. É obrigatório realizar a instrumentação num canal húmido para facilitar a remoção das limalhas de dentina e para ajudar a evitar que estas obstruam a porção apical mais estreita do canal. Kopal afirmou que o desbridamento do canal radicular primário é mais frequentemente acompanhado por meios químicos do que por meios mecânicos.

As propriedades da solução irrigante ideal Dissolução de tecidos/detritos.

Baixa toxicidade para não ser reativo aos tecidos periapicais.

Baixa tensão superficial para promover o fluxo de irrigante na área inacessível. Propriedade lubrificante para permitir que o instrumento deslize facilmente pelo canal. Esterilização para remover e destruir os microorganismos do espaço do canal. Lavagem de detritos grosseiros, os irrigantes eliminam os detritos e ajudam a evitar bloqueios causados pela compactação dos detritos acumulados. Além disso, a ação química dos irrigantes só é possível quando molham suficientemente o substrato.

Remoção da camada de esfregaço produzida durante as preparações do canal.

Disponibilidade

Custo moderado

Prazo de validade adequado
Facilidade de armazenamento

Ao longo dos anos, têm sido recomendadas diferentes soluções de irrigação, nomeadamente
Solução salina fisiológica

Hipoclorito de sódio (2,6-5,2%)

Peróxido de hidrogénio (3%)

Solução de peróxido de ureia em glicerina Solução de ureia a 30%

Solução de cloraminas

Água de ozono

MTAD

Combinações

NaOCL + EDTA

Peróxido de hidrogénio a 3% + NaOCL

Preparação RC (peróxido de ureia + EDTA)

Método de distribuição do irrigante:

Que inclui seringa hipodérmica e agulha. Whish é uma pipeta/seringa de vidro de plástico descartável com uma agulha endodôntica entalhada de calibre 27. É dobrada num ângulo obtuso para alcançar os canais. A agulha é inserida no canal radicular de forma a não ficar presa. É colocado espaço suficiente entre a agulha e o dente para que a agulha não se prenda. A solução é então ejectada lentamente da seringa com pouca ou nenhuma pressão no êmbolo, de modo a não forçar a solução sob pressão no tecido perirradicular.

Secagem dos canais:

Após uma irrigação abundante e antes de restaurar o dente com um cimento provisório de presa rápida, é obrigatório secar os canais. A secagem dos canais pode ser efectuada com bolinhas de algodão e pontas de papel. Shovelton afirmou que o ar comprimido não deve ser utilizado para secar a cavidade pulpar, uma vez que acarreta o risco de enfisema cirúrgico.

MATERIAIS DE PREENCHIMENTO DO CANAL PRIMÁRIO As diferenças de desenvolvimento, anatómicas e fisiológicas entre os dentes primários e permanentes exigem diferenças nos critérios para os materiais de preenchimento do canal radicular. O material ideal de preenchimento do canal radicular para dentes decíduos deve reabsorver a uma taxa semelhante à da raiz primária, ser inofensivo para os tecidos periapicais e para o germe do dente permanente, reabsorver prontamente se pressionado para além do ápice, ser antissético, preencher facilmente os canais radiculares, aderir às suas paredes, não encolher, ser facilmente removido se necessário, ser radiopaco e não descolorir o dente. Nenhum material atualmente disponível preenche todos estes critérios. Os materiais de obturação mais utilizados nos canais pulpares primários são a pasta ZOE, a pasta de iodofórmio e o $Ca(OH)2$.

Pasta de óxido de zinco com eugenol[103]

O material de obturação para os canais radiculares primários deve ser absorvível, para que seja absorvido à medida que as raízes reabsorvem e não interfira com a erupção do dente permanente. A maioria dos relatórios na literatura dos EUA defende a utilização de ZOE como material de obturação, enquanto outras partes do mundo utilizam pastas contendo iodofórmio. A atividade antibacteriana de uma pasta contendo iodofórmio (pasta KRI, Pharmachemic AC, Zurique, Suíça) demonstrou ser inferior à do ZOL, enquanto a sua citotoxicidade em contacto direto e indireto com as células é igual e superior (respetivamente) à do ZOE. O material de enchimento de eleição nos Estados Unidos é o ZOE sem catalisador. A ausência de um catalisador é necessária para permitir um tempo de trabalho adequado para o preenchimento dos canais. A utilização de guta-percha como material de obturação primária dos canais radiculares está contra-indicada.

Pasta de iodofórmio

Vários autores relataram o uso da pasta KRI, que é uma mistura de Iodofórmio, cânfora, paraclorofenol e mentol. A pasta KRI é rapidamente reabsorvida e não tem efeitos indesejáveis sobre os dentes sucessivos quando utilizada como medicamento para o canal pulpar em dentes decíduos com abcessos. Para além disso, a pasta KRI que extrude para o tecido periapical é rapidamente substituída por tecido normal. Por vezes, o material também é reabsorvido no interior do canal radicular. Uma pasta desenvolvida por Maisto tem sido usada clinicamente durante muitos anos, e foram registados bons resultados com a sua utilização. Esta pasta tem os mesmos componentes que a pasta KRI, com a adição de óxido de zinco, timol e lanolina.

Hidróxido de cálcio

O hidróxido de cálcio Ca(OH)2 geralmente não é utilizado na terapia pulpar em dentes decíduos. No entanto, no Japão, foram publicados vários estudos clínicos e histopatológicos de uma mistura de Ca(OH)2 e iodofórmio (Vitapex, Neo Dental Chemical Products Co, Tóquio), que concluíram que este material é fácil de aplicar, é reabsorvido a uma velocidade ligeiramente superior à das raízes, não tem efeitos tóxicos no sucessor permanente e é radiopaco. Por estas razões, **Machida Y,**[104] considera que a mistura de hidróxido de cálcio e iodofórmio é um material de obturação dentária primária quase ideal.

Outra preparação com uma composição semelhante está disponível nos Estados Unidos com o nome comercial Endoflas (Sanlor Laboratories, Cali, Colômbia, América do Sul). Os resultados dos tratamentos de canal radicular utilizando Endoflas na clínica de um estudante foram semelhantes aos observados com a pasta KRI.

A obturação do dente decíduo é geralmente efectuada sem anestesia local. Isto é preferível, se possível, para que a resposta do paciente possa ser usada para indicar a aproximação ao forame apical. No entanto, por vezes é necessário anestesiar a gengiva com uma gota de solução anestésica para colocar o grampo do dique de borracha sem dor.

O ZOE é misturado até obter uma consistência espessa e é transportado para a câmara de polpa com um instrumento de plástico ou numa espiral de lentulo. O material pode ser embalado nos canais com bujões ou com a espiral de lentulo. Um grânulo de algodão preso numa pinça de algodão e actuando como um pistão dentro das câmaras pulpares é bastante eficaz para forçar o ZOE para dentro dos canais. A seringa de pressão endodôntica também é eficaz para colocar o ZOE nos canais radiculares. No entanto, num estudo sobre o selamento apical e a qualidade da obturação avaliada em radiografias, não foram determinadas diferenças estatisticamente significativas quando o canal foi preenchido com a espiral lentulo, com uma seringa de pressão ou incrementalmente com um obturador.

Independentemente do método utilizado para preencher os canais, deve ter-se o cuidado de evitar a extrusão do material para os tecidos periapicais. Foi relatado que ocorre uma taxa de insucesso significativamente maior com o enchimento excessivo de ZOE do que com o enchimento apenas até ao ápice ou ligeiramente abaixo do enchimento. A adequação da obturação é verificada através de radiografias.

No caso de uma pequena quantidade de ZOE ser inadvertidamente forçada através do forame apical, ela é deixada em paz (porque o material é absorvível). Foi relatado que os defeitos em dentes sucessivos não têm relação com o comprimento da obturação ZOE.

Quando o canal radicular é preenchido com uma pasta reabsorvível, como KRI, Maisto ou Endoflas, pode ser utilizada uma espiral lentulo montada numa turbina de baixa velocidade, facilitando a introdução do material no canal. Quando o canal estiver completamente preenchido, o material é comprimido com uma bolinha de algodão. O excesso de material é rapidamente reabsorvido. O Vitapex é embalado numa seringa muito prática e estéril, e a pasta é injectada no canal com agulhas de plástico descartáveis. Esta técnica é particularmente fácil de utilizar para incisivos primários, mas menos prática para canais estreitos de molares primários.

LSTR (Lesion sterilization and tissue repair therapy)[105] : Também chamado NIET ou Tratamento Endodôntico Não Instrumental, pois afirma ser "uma nova abordagem biológica no tratamento de lesões cariosas com ou sem envolvimento pulpar e periapical usando uma mistura de 3 antibióticos". Este conceito foi desenvolvido pela unidade de investigação de cariologia da Faculdade de Medicina da Universidade de Niigata em 1988.

A técnica LSTR envolve a utilização de três antibióticos de largo espetro, nomeadamente, Metronidazol, Ciprofloxacina e Minociclina. Alguns proponentes defendem uma mistura de 3:1:1, o artigo do PDA Journal de Garcia, et.al. defende uma mistura de 3:1:3. Atualmente, o Professor Hoshino defende uma mistura de 1:1:1. Desconhece-se a razão subjacente à alteração do rácio da mistura. Os 3 antibióticos são misturados com propilenoglicol ou macrogol, "que é considerado um excelente veículo para transportar três misturas para toda a dentina e através dos túbulos dentinários e matar todas as bactérias nas lesões".

Preparação da mistura 3M

No caso do comprimido de ciprofloxacina, o revestimento entérico é removido com um bisturi. O comprimido é pulverizado com um almofariz e um pilão. No caso do metronidazol e da minociclina, que se apresentam em cápsulas, o pó é segregado. Os antibióticos em pó são armazenados e selados em recipientes herméticos. Os 3 antibióticos são misturados com propilenoglicol como diluente até se obter uma consistência esverdeada.

Mecanismo de ação proposto

Diz-se que o LSTR 3Mix é "bactericida para bactérias aeróbias resistentes a bactérias obrigatórias e anaeróbias". Hoshino et al identificaram os microrganismos anaeróbios recuperados da dentina cariada: 80% são anaeróbios obrigatórios da polpa infetada, 92% são anaeróbios obrigatórios da dentina infetada do canal radicular e 80% são anaeróbios obrigatórios. Os anaeróbios obrigatórios são sensíveis ao metronidazol, que tem um amplo espetro bactericida contra os anaeróbios, razão pela qual é o antibiótico de primeira escolha. No entanto, uma vez que nem todas as bactérias podem ser eliminadas apenas pelo metronidazol, podem ser necessários outros fármacos para esterilizar a dentina infetada. Acrescentaram a ciprofloxacina e a minociclina. Uma vez que a minociclina já não se encontra disponível no mercado, foi substituída pela cefalexina.

O argumento subjacente ao 3Mix é que "esteriliza a lesão de uma dentina infetada e amolecida deixada intencionalmente durante a preparação da cavidade e a polpa". 3 Mix pode eliminar as bactérias dos tecidos dentários infectados, tanto dos dentes decíduos como dos permanentes Quando os canais estão satisfatoriamente obturados, é colocado um cimento temporário de presa rápida na câmara pulpar para selar a obturação do canal radicular. O dente pode então ser restaurado de forma permanente. Nos molares decíduos, é aconselhável colocar uma coroa de aço inoxidável como restauração permanente para evitar uma possível fratura do dente.

Quando falta o dente permanente sucessivo e o dente decíduo retido fica envolvido pulparmente, os canais são preenchidos com guta-percha após a pulpectomia. Uma vez que a erupção do dente permanente não é um fator nestes casos, a guta-percha é substituída por ZOE como material de preenchimento de eleição.

Walkhoff paste	KRI paste	Maisto paste	Vitapex
Parachloropheno l Camphor Menthol	Idoform 80.8% Camphor 4.86% Para chloro phenol 2.025 % Menthol 1.215 %	Zincoxide 14 gms Idoform 42 gms Thymol 2 gms Chlorphenol camphor 3 cc Lanolin 0.50 gms	Calcium hydroxide Iodoform Oily additives

Várias técnicas de obturação:

Várias técnicas têm sido utilizadas para o preenchimento de materiais nos canais dos dentes decíduos.

Os dentes decíduos com os seus canais maiores podem ser preenchidos com a mistura fina que reveste as paredes do canal com a ajuda de um alargador no sentido contrário ao dos ponteiros do relógio, retirando-a lentamente, seguida da colocação da mistura mais espessa que é depois empurrada manualmente.

As pastas também podem ser enchidas por meio de uma espiral lentulo montada na peça de mão do micromotor, sendo necessário verificar o sentido de rotação para que o material flua corretamente para o canal.

A seringa de pressão endodôntica também é utilizada para colocar o ZOE nos canais. O sistema Vitapex também utiliza uma seringa com o material, que é introduzida até 1/5 da distância do ápice do canal e o material é injetado lentamente à medida que a seringa é retirada do canal.

Independentemente do método adotado para a obturação dos canais, deve ter-se o cuidado de evitar a extrusão dos materiais para os tecidos periapicais, verificando-se a adequação da obturação através de radiografias. No caso de uma pequena quantidade de ZOE ser inadvertidamente forçada através do forame apical, ela é deixada em paz, uma vez que o material é reabsorvível.

Quando os canais estiverem satisfatoriamente obturados, é colocado um cimento provisório de presa rápida na câmara pulpar para selar a obturação do canal ZOE. O dente primário é restaurado com uma coroa de aço inoxidável.

Seguimento após pulpectomia primária

A taxa de sucesso após a pulpectomia primária é elevada. No entanto, estes dentes devem ser periodicamente reavivados para verificar o sucesso do tratamento e para intercetar qualquer problema associado a um insucesso. Tem sido apontado que os dentes decíduos tratados pulparmente podem ocasionalmente apresentar um problema de sobre-retenção. Um estudo relatou uma incidência de 20% de mordidas cruzadas ou erupção palatina de incisivos permanentes após pulpectomia em incisivos decíduos. Na região posterior, a extração de dentes foi necessária em 22% dos casos devido à erupção ectópica dos pré-molares ou à dificuldade de esfoliação do molar primário tratado. Após a reabsorção fisiológica normal das raízes atingir a câmara pulpar, a grande quantidade de ZOE presente pode prejudicar a absorção e levar à retenção prolongada da coroa. O tratamento geralmente consiste na simples remoção da coroa e em deixar o dente permanente completar a sua erupção.

A retenção de ZOE nos tecidos é uma sequela comum da pulpectomia primária. Um estudo de longo prazo relatou que, após a perda do dente, 50% dos casos apresentavam retenção de ZOE. Os dentes preenchidos a curta distância dos ápices tinham uma retenção de material de preenchimento significativamente menor e, com o tempo, a maioria mostrou absorção completa ou quantidades reduzidas. A retenção de material de enchimento não estava relacionada com o sucesso e não causava patose, pelo que não é feita qualquer tentativa de remover o material de enchimento retido dos tecidos.

Enquanto reabsorve normalmente sem interferir na erupção do dente permanente, o dente decíduo deve permanecer assintomático, firme no alvéolo e livre de patose. Tradicionalmente, os tratamentos radiculares eram considerados bem-sucedidos quando não havia reabsorção patológica associada à rarefação óssea.

Se for detectada evidência de patose, recomenda-se a extração e a manutenção convencional do espaço.

Os investigadores afirmam que a maioria dos clínicos está preparada para aceitar dentes decíduos tratados com polpa que tenham um grau limitado de radiolucência ou reabsorção radicular patológica, na ausência de sinais e sintomas clínicos. Isto depende da garantia de que os pais contactarão o dentista se houver um problema agudo e que o paciente voltará para um check-up dentro de 6 meses. Estes critérios parecem ser mais adequados para as práticas de dentistas pediátricos e foram adoptados clinicamente por Fuks et al; consideram que estes dentes são tratados com sucesso.

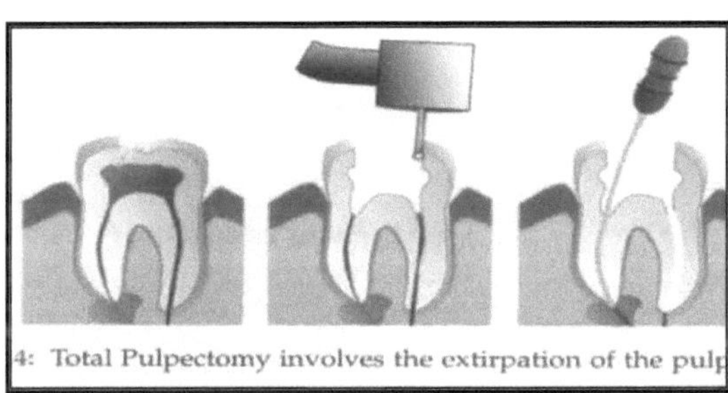

4: Total Pulpectomy involves the extirpation of the pul

CAPÍTULO 10

APEXOGENESIS

A apexogénese é feita em dentes imaturos quando parte do tecido pulpar permanece vital e não inflamado, como em exposições cariosas ou em alguns casos de trauma em que a exposição pulpar ocorreu e o tratamento foi adiado, tornando-se necessário estender mais para dentro do canal para alcançar tecido mais saudável. Em dentes com ápices em "blunderbuss", se a remoção de tecido tiver sido alargada vários milímetros para dentro dos canais radiculares e a hemorragia continuar, deve ser considerado um tratamento de compromisso. A hemorragia é controlada com produtos químicos, como cloreto de alumínio, sulfato férrico ou outros agentes hemostáticos. Se for bem sucedido, este procedimento de pulpotomia profunda permitirá a continuação da formação da raiz apicalmente ao material de capeamento pulpar. A raiz formada é geralmente irregular, mas fornece um suporte adicional para o dente. A apexogénese pode ser considerada como uma pulpotomia muito profunda. O Ca(OH)2 é colocado sobre o coto pulpar vital após a hemostasia. É difícil determinar o estado da polpa no fundo do canal radicular e prever a formação de uma barreira calcificada. O acompanhamento radiográfico e clínico é obrigatório e, se não for observada uma barreira, deve seguir-se a apexificação.

Devido à profundidade em que esse procedimento é realizado, o medicamento de escolha provavelmente deve ser o Ca(OH)2, pois, em caso de insucesso, ele facilita a reentrada no canal radicular para realizar a apexificação. Além disso, se a apexogénese for bem-sucedida (uma vez formado o ápice), o dente pode ser reentrado e a terapia endodôntica convencional pode ser completada, se necessário.

Se for necessário alargar o acesso aos canais radiculares, pode ser utilizada uma pequena colher endodôntica ou uma broca de diamante redonda e abrasiva para remover o tecido em dentes anteriores com canais únicos. Nos dentes posteriores, pode ser necessária a utilização de limas endodônticas ou alargadores se o tecido estiver a ser amputado dentro dos canais. Obviamente, a extensão do local de amputação é levada para dentro dos canais radiculares apenas em dentes com ápices em forma de "blunderbuss". Embora os autores recomendem o uso de capeamento pulpar com MTA e pulpotomia, o Ca(OH)2 ainda é amplamente utilizado. Por esse motivo, será descrita a técnica do Ca(OH)2.

No procedimento normal de pulpotomia (uma vez que a hemorragia tenha sido controlada), um curativo de Ca(OH)2 é colocado sobre o local da amputação. Se a amputação pulpar se estender para dentro do dente apenas alguns milímetros. O uso de um material de endurecimento duro, por exemplo (Dycal ou Life), é geralmente mais fácil. No entanto, para amputações mais profundas, o pó de Ca(OH)2 transportado para o dente num suporte de amálgama é o método de aplicação mais fácil. O suporte de amálgama é bem embalado com o pó e, em seguida, toda a pelota, exceto um quarto a um terço, é extraída do suporte e descartada. O Ca(OH)2 remanescente no suporte é então extraído para o lado da preparação. O grânulo de Ca(OH)2 em pó é cuidadosamente pressionado contra o coto pulpar com um instrumento de plástico de ponta arredondada. Todo o coto pulpar deve ser coberto com uma camada fina de Ca(OH)2. Deve-se ter cuidado para não compactar o Ca(OH)2 no tecido pulpar, pois isso causa maior inflamação e aumenta as chances de fracasso. Alternativamente, se a pulpotomia for bem sucedida, há um aumento da calcificação dos tecidos pulpares remanescentes em torno das partículas de Ca(OH)2. O Pulpdent (ou seja, Ca(OH)2 numa base de metilcelulose) também pode ser utilizado para o procedimento de pulpotomia. Se forem utilizadas preparações comerciais de Ca(OH)2, é necessário ter cuidado para evitar a formação de bolhas de ar aquando da aplicação do material. Se for aplicado Pulpdent ou outro material de endurecimento não duro nos cotos pulpares, deve ser aplicado um material de endurecimento duro (por exemplo, DycaL Life, um ionómero de vidro) para fluir sobre este e deixar endurecer completamente.

Deve ser sempre colocado um tipo de restauração permanente no dente para assegurar a retenção do material de capeamento pulpar. A menos que seja necessária uma coroa, o material de eleição é normalmente uma restauração de compósito colado.

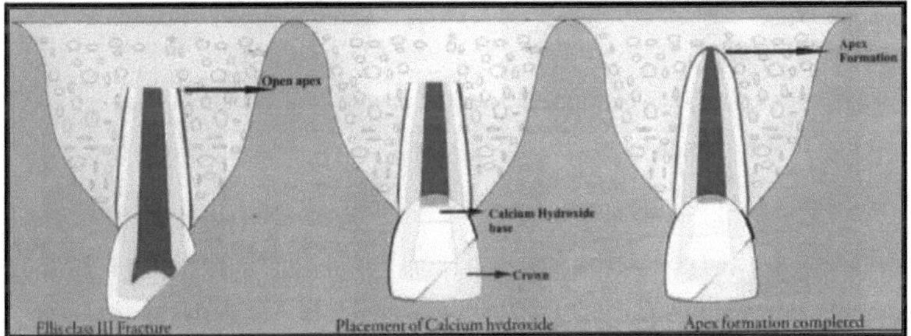

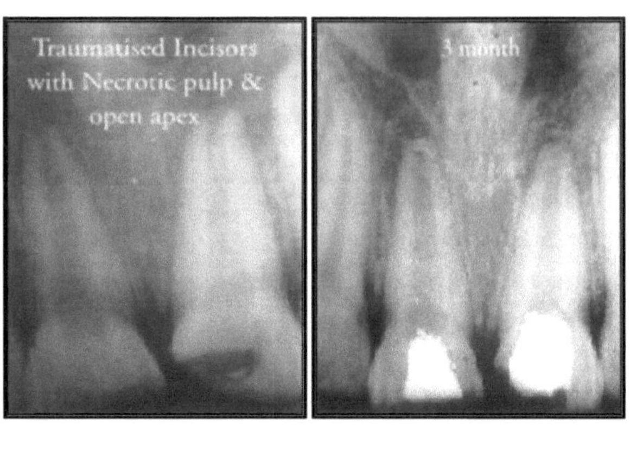

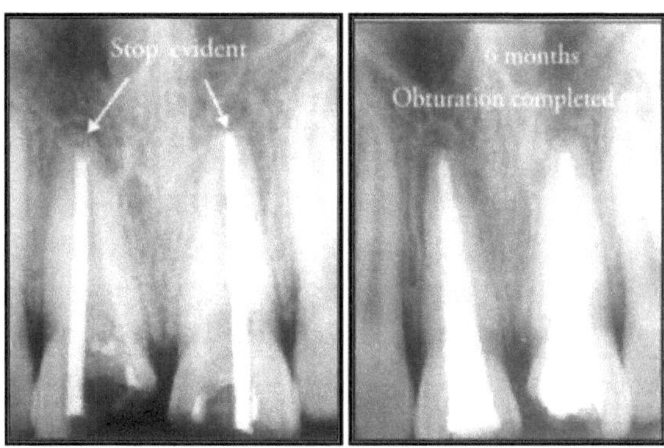

APEXIFICAÇÃO

É necessário um conhecimento profundo da formação normal da raiz para ajudar o clínico a entender os processos envolvidos no diagnóstico e tratamento do dente permanente sem polpa com um ápice imaturo e aberto.

O tratamento endodôntico do dente permanente sem polpa com um ápice aberto em forma de "blunderbuss" há muito tempo representa um desafio para a odontologia. Antes da introdução das técnicas de encerramento apical, a abordagem habitual para este problema era cirúrgica. Embora a abordagem cirúrgica fosse bem sucedida, os aspectos mecânicos e psicológicos ofereciam muitas contra-indicações. No dente sem polpa com um ápice incompletamente formado, as paredes dentinárias finas e frágeis dificultavam a obtenção de um selamento apical. Quando uma porção da raiz era removida para obter um selamento, a relação raiz-coroa era pobre. Como esta situação estava normalmente presente no paciente pediátrico, era desejável uma abordagem menos traumática.

Muitas técnicas têm sido defendidas para tratar o dente permanente sem polpa com um ápice incompletamente desenvolvido. Até recentemente, a técnica mais amplamente aceite era a limpeza e a obturação do canal com uma pasta temporária para estimular a formação de tecido calcificado no ápice. A pasta temporária é posteriormente removida após a obtenção de evidências radiográficas de fechamento apical, e uma obturação permanente de guta-percha é colocada no canal. O termo **apexificação,**[106] é utilizado para descrever este procedimento.

A técnica de barreira apical usando MTA tornou-se agora o tratamento de escolha aceite. A causa habitual de envolvimento endodôntico num dente com uma raiz incompletamente desenvolvida é o traumatismo. Uma história detalhada e a documentação de qualquer lesão (por razões de seguro, dentárias e legais) são de importância primordial, tanto do ponto de vista do diagnóstico como do tratamento.

O diagnóstico de necrose pulpar no dente com um ápice incompletamente formado é por vezes difícil, a menos que exista uma exposição franca da câmara pulpar.

O diagnóstico radiográfico da doença é complicado nesses dentes devido à radiolucência normal que ocorre no ápice à medida que a raiz amadurece. A comparação da formação da raiz com a dos dentes contra-laterais deve ser sempre considerada.

O aparelho de teste elétrico da polpa geralmente não fornece dados significativos em dentes com raízes incompletamente formadas. Os testes térmicos são mais fiáveis para determinar a vitalidade, mas podem ser complicados pela fiabilidade da resposta em crianças pequenas.

A presença de dor aguda ou crónica, a sensibilidade à percussão, a mobilidade e qualquer descoloração da coroa devem ser consideradas no diagnóstico.

No dente sem exposição pulpar - se persistir alguma dúvida após a realização de todos os testes anteriores - o clínico deve adotar uma abordagem de observação e espera antes de entrar no dente endodonticamente para ter a certeza de que existe evidência conclusiva de necrose pulpar. Se a exposição da dentina estiver presente, o dente deve ser restaurado de forma a evitar qualquer irritação pulpar adicional.

Embora com grande sucesso, a apicificação deve ser o tratamento de último recurso num dente com raízes incompletamente formadas. A atenção deve ser focada na manutenção da vitalidade desses dentes, de modo que o maior comprimento radicular e a maior formação de dentina possível possam ocorrer na raiz. A terapia pulpar indireta e as técnicas vitais de capeamento pulpar e pulpotomia provaram ser bem sucedidas, auxiliadas pelo enorme suprimento de sangue presente no ápice aberto. Estes procedimentos devem ser o tratamento de escolha se houver possibilidade de sucesso com qualquer um deles. Se o dente com um ápice incompletamente formado ficar sem polpa ou se tiver desenvolvido doença periapical, a apexificação é o tratamento preferido.

A determinação da extensão do encerramento apical é muitas vezes mais difícil de determinar. A interpretação radiográfica do fechamento apical é muitas vezes enganosa. Deve ser sempre lembrado que a radiografia dentária é uma imagem bidimensional de um objeto tridimensional. Em condições normais, a radiografia dentária mostra o plano mesiodistal do dente, em vez do plano faciolingual. O aspeto faciolingual do canal radicular, no entanto, é normalmente o último a tornar-se convergente apicalmente à medida que a raiz se desenvolve. Por conseguinte, é possível que uma radiografia dentária mostre um canal radicular convergente apicalmente, enquanto no plano faciolingual o canal radicular é divergente.

Nos dentes com tecido vital remanescente no canal radicular, devem ser utilizadas técnicas para manter a vitalidade, em vez da pulpectomia, até que ocorra a formação completa da raiz.

Muitos materiais têm sido relatados para estimular com sucesso a apexificação. O uso de hidróxido de cálcio para apexificação no dente sem polpa foi relatado pela primeira vez por **Kaiser,**[107] em 1964. A técnica foi popularizada pelo trabalho de Frank. Desde essa altura, o Ca(OH)2 sozinho ou em combinação com outros medicamentos tornou-se o material mais amplamente aceite para promover a apexificação até ao desenvolvimento das técnicas de barreira apical com MTA.

Devido à sua importância histórica, a apexificação com pastas será abordada, embora estas técnicas sejam antiquadas. O pó de Ca(OH)2 foi misturado com CMCP, acetato de metacresil, Cresanol (isto é, uma mistura de CMCP e acetato de metacresil), soro fisiológico, soluções de Ringer, água destilada e solução anestésica.

Embora alguns desses materiais pareçam aumentar a ação do Ca(OH)2 melhor do que outros, todos têm sido relatados como estimuladores da apexificação. A maioria dos relatos na literatura dos EUA defende a mistura do Ca(OH)2 com CMCP ou Cresanol, enquanto relatos de outras partes do mundo mostram o mesmo sucesso usando água destilada ou soro fisiológico como veículo com o qual o Ca(OH)2 é misturado. Foi demonstrado que a adição de sulfato de bário ao Ca(OH)2 para aumentar a radiopacidade produz apexificação. A proporção recomendada de sulfato de bário é uma parte adicionada a oito partes de Ca(OH)2.

Nos dentes de humanos e animais, o fosfato tricálcico, o fosfato de cálcio de colagénio, a proteína osteogénica 1, os factores de crescimento ósseo e o MTA promoveram uma apexificação semelhante à encontrada com o Ca(OH)2.

Foram estudados vários outros materiais para promover a apexificação com resultados mistos. **Webber,**[108] fornece dados alargados sobre estes materiais. Embora a apexificação ocorra com muitos materiais, ela tem sido relatada mesmo sem a presença de material de obturação após a remoção do tecido pulpar necrótico. Os factores mais importantes para alcançar a apexificação parecem ser o desbridamento completo do canal radicular (para remover todo o tecido pulpar necrótico) e a selagem do dente (para evitar a entrada de bactérias e substrato). A apexificação não ocorre quando o ápice do dente penetra na placa cortical. Para ser bem sucedida, o ápice deve estar completamente dentro dos limites das placas corticais.

O material calcificado que se forma sobre o forame apical foi identificado histologicamente como um material osteoide (ou seja, semelhante ao osso) ou cementóide (ou seja, semelhante ao cemento) por investigadores que fizeram a apexificação após o envolvimento periapical dos dentes tratados. A formação de osteodentina após a colocação de pasta de Ca(oh)2 imediatamente após a conclusão de uma pulpectomia vital também foi relatada,[109] .

Estudos histológicos relatam consistentemente a ausência da bainha epitelial radicular de Hertwig. A formação normal da raiz geralmente não ocorre após a apexificação. Em vez disso, parece haver uma diferenciação das células do tecido conjuntivo adjacente em células especializadas; há também deposição de tecido calcificado adjacente ao material de obturação. O material calcificado é contínuo com as superfícies laterais da raiz. O fechamento do ápice pode ser parcial ou completo, mas consistentemente tem comunicações mínimas com os tecidos periapicais. Por esta razão, a apexificação estimulada por pastas deve ser sempre seguida pela obturação do canal com uma obturação permanente de guta-percha.

Vários tipos de fechamento apical têm sido relatados em estudos clínicos de apexificação. Tendo em conta a evidência histológica de estudos subsequentes, parece que estes tipos de encerramento apical estão simplesmente relacionados com o nível a que o material de preenchimento foi colocado dentro ou para além do forame apical.

Muitos insucessos de apicificação foram demonstrados histologicamente como decorrentes da dificuldade de limpar e higienizar adequadamente os canais abertos. O dente com um canal radicular divergente apicalmente é muito mais difícil de limpar completamente do que o dente maduro, que se torna cada vez menor à medida que o ápice é aproximado. Embora se tenha observado a formação de tecido calcificado na presença de inflamação ligeira, é aconselhável que os procedimentos de limpeza e obturação sejam efectuados em consultas separadas e não numa única consulta. Da mesma forma, idealmente, todos os sinais e sintomas de infeção e inflamação devem estar ausentes antes de colocar materiais de apexificação no canal.

Embora a técnica de apexificação com Ca(oh)2 e outros materiais tenha sido muito bem sucedida e o fecho do forame apical previsível, a fraqueza das paredes dentinárias finas da raiz levou a uma elevada incidência de fratura e subsequente perda do dente. Embora tenham sido desenvolvidos procedimentos de colagem para fortalecer as raízes finas, estes não podiam ser efectuados até que a apexificação estivesse concluída. Muitas raízes fracturaram durante o procedimento de apexificação, que necessitou de 12 a 24 meses para ser concluído.

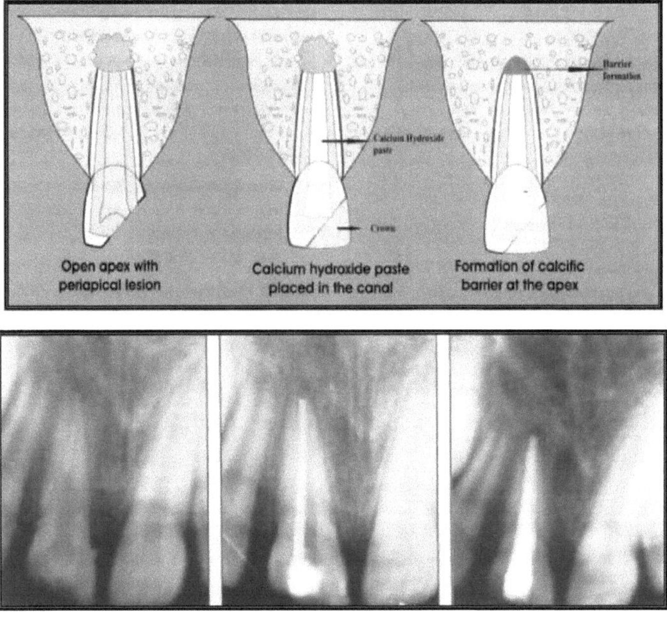

Técnicas de barreira apical

Embora a apexificação com pastas tenha sido muito bem sucedida, os tratamentos alternativos que utilizam barreiras artificiais que permitem a obturação imediata do canal substituíram estes procedimentos. A utilização do MTA como barreira apical tornou-se o padrão. Assim, podem ser eliminadas algumas das desvantagens inerentes à terapia com hidróxido de cálcio, incluindo o aumento do custo, a adesão do paciente às múltiplas consultas e a possível fratura da raiz.

Coviello J et al,[110] relataram a utilização de fosfato tricálcico como barreira apical em 1979. O material foi colocado nos 2 mm apicais do canal, contra os quais a guta-percha foi condensada. O tratamento foi realizado numa única consulta. Utilizando a avaliação radiográfica, os autores relataram uma apexificação bem sucedida comparável com a obtida com Ca(oh)2. O Ca(oh)2 também foi utilizado com sucesso como barreira apical contra a qual se condensou guta-percha.

A utilização do **MTA** como barreira apical foi relatada em **1996**[111] . Investigações subsequentes mostraram que o MTA induzia a formação de tecido duro apical mais frequentemente do que a proteína osteogénica-1 ou o Ca(OH)2, produzindo menos inflamação.

O MTA é uma partícula hidrofílica fina que se fixa na presença de humidade. A hidratação do pó produz um gel coloidal com um pH de 12,5 que solidifica numa estrutura dura. O tempo de endurecimento é de aproximadamente 4 horas. Os estudos de coloração e de fuga bacteriana demonstraram que a selagem do MTA é superior ou igual à da amálgama, do Super-EBA e do IRM, materiais comuns utilizados como obturações de extremidades radiculares. Num estudo de coloração em que os mesmos materiais foram contaminados com sangue, o MTA vazou significativamente menos do que os outros. Além disso, a presença ou ausência de sangue não teve um efeito significativo na quantidade de fuga de corante.

O MTA é menos citotóxico do que a amálgama, o MRL ou o SuperEBA. Estudos demonstraram que o MTA é biocompatível e isento de inflamação, e demonstraram uma oposição óssea direta em espécimes implantados. Foi demonstrado que o MTA é osteocondutor e promove a osteogénese quando implantado intraósseo. O MTA oferece um substrato biologicamente ativo para as células ósseas e estimula a produção de interleucinas. **Torabinejad e colaboradores,**[112] demonstraram a existência de uma camada completa de cemento quando se utilizou o MTA como preenchimento da extremidade radicular em macacos. Outras investigações provaram que o MTA é cementocondutor em culturas de tecidos com fixação de cementoblastos ao material e produção de matriz mineralizada. Quando comparado com o Ketac-Endo (ionómero de vidro), o MTA exibiu melhores propriedades biológicas, não apresentou inflamação e demonstrou um encerramento total do forame apical com cimento.

Técnica de barreira MTA

A abertura de acesso é efectuada como habitualmente, mas pode necessitar de alguma extensão, especialmente nos dentes anteriores, para acomodar os instrumentos maiores necessários para limpar os canais radiculares.

O comprimento do canal é estabelecido por radiografias e o canal é limpo o mais cuidadosamente possível. A irrigação frequente com NaOCl ajuda a remover os detritos do canal. Uma vez que a metade coronal do canal radicular é de menor diâmetro do que a metade apical, devem ser utilizados instrumentos mais pequenos do que o espaço do canal. Assim, enquanto limpa e remodela mecanicamente o canal, o médico deve inclinar os instrumentos em direção a cada superfície do dente para que estejam em contacto com todas as superfícies da raiz, uma vez que o canal diverge apicalmente. Os dispositivos sónicos e ultra-sónicos são extremamente úteis no desbridamento do canal. Após o desbridamento completo, o canal é seco e medicado com uma pasta de hidróxido de cálcio e selado.

Lee YL et al,[113] demonstrou que os efeitos fisiológicos ambientais no MTA são determinados em parte pelo pH e pela presença de iões. Um ambiente ácido de pH 5 afecta negativamente as propriedades físicas e a hidratação do MTA, bem como enfraquece a microdureza. Assim, um ambiente ácido, como o que estaria presente em caso de infeção ou supuração, deve ser eliminado antes da aplicação do MTA.

Quando o dente está livre de sinais e sintomas de infeção, é novamente isolado com o dique de borracha e o canal é reintroduzido. Normalmente não é necessário anestesiar o dente nesta consulta. O canal é cuidadosamente lavado e limpo de todo o medicamento Ca(OH)2. De seguida, o canal é seco e um tampão de MTA é compactado nos 4 a 5 mm apicais. **O estudo de várias espessuras,**[114] do MTA utilizado como preenchimento da extremidade radicular, demonstrou que 4 mm era significativamente mais eficaz do que quantidades inferiores na prevenção da fuga de corante. O MTA devidamente misturado é colocado na abertura de acesso com um suporte de amálgama e compactado na área apical com pontas de papel muito grandes. Para a compactação inicial, as pontas de papel são medidas 1 a 2 mm abaixo do comprimento de trabalho para evitar a extrusão apical do MTA. Os pluggers de ponta romba, cuidadosamente medidos, também podem ser úteis na compactação do material. A avaliação da adequação do tampão apical é verificada radiograficamente.

Todo o excesso de MTA é removido do canal. As paredes do canal são esfregadas com pontas de papel grandes humedecidas e aplicadores de plástico com ponta de algodão (normalmente utilizados para aplicar agentes de ligação) para remover toda a mancha de MTA da superfície interna da raiz. Isto é necessário porque a parte restante do canal será obliterada com resina composta colada para reforçar a raiz. Caso contrário, não existirá uma interface de resina composta colada.

É colocada uma pelota de algodão muito húmida no canal para fornecer humidade para a reação de presa. A pelota não deve estar em contacto com o MTA porque as fibras do algodão ficarão impregnadas no material. O excesso de água no preparo de acesso é seco com bolinhas de algodão e a abertura é selada com Cavit. Numa consulta subsequente, o dente é reisolado e o Cavit e o algodão são removidos. O endurecimento do MTA é verificado com uma lima ou sonda endodôntica. Se, por algum motivo, o MTA não tiver endurecido, o canal pode ser novamente limpo e o procedimento repetido.

Restauração após apexificação

Uma elevada percentagem de fracturas radiculares durante e após a apexificação ocorreu devido às paredes dentinárias finas. Clinicamente, a colocação de resina composta ligada por condicionamento ácido eliminou praticamente estas fracturas.

A restauração do dente imaturo após a colocação do tampão apical de MTA deve ser projectada para fortalecer o dente tanto quanto possível. O uso de novas técnicas de ligação dentinária tem demonstrado fortalecer os dentes tratados endodonticamente a níveis próximos aos dos dentes intactos. **Lawley GR et al,**[115] demonstraram uma resistência significativamente maior à fratura radicular após a colocação de um tampão apical de 4 mm de espessura de MTA seguido de uma resina composta intracanal, quando comparado com o MTA seguido de guta-percha e selante. Outros estudos que utilizaram ionómero de vidro modificado por resina com um pilar de polimerização translúcido mostraram uma resistência significativamente maior à fratura radicular em comparação com a guta-percha isolada em dentes com ápices abertos.

Antes da colocação da resina composta, a dentina é condicionada com ácido e é aplicado um agente de ligação à dentina nas superfícies internas do canal. O condicionamento ácido e a ligação são efectuados diretamente sobre o tampão MTA, não sendo colocada qualquer guta-percha.

RESUMO DO TRATAMENTO DA POLPA (RECOMENDAÇÕES ACTUAIS)

PULP TREATMENT SUMMARY : CURRENT RECOMMENDATIONS	
Indirect pulp cap	Permanent teeth, primary teeth- calcium hydroxide, glass ionomer cement, resin bonding agent.
Direct pulp cap	Permanent teeth –calcium hydroxide, MTA, Resin bonding agent
Direct pulp cap	Primary teeth (mechanically exposed only)— calcium hydroxide
Pulpotomy	Primary teeth—diluted and full strength formocresol, Glutaraldehyde, ferric sulfate(?), controlled energy techniques(?)
Pulpotomy	Permanent teeth(apexogenesis)- Calcium hydroxide, formocresol(?), Glutaraldehyde(?).
Partial pulpectomy	Primary teeth –zinc oxide eugenol, zinc oxide eugenol+ formocresol
Complete pulpectomy	Permanent teeth(apexification) –$Ca(OH)_2$
Complete Pulpectomy	Primary teeth- Zinc oxide eugenol, Zinc oxide eugenol + formocresol, Iodoform containing pastes(?), $Ca(OH)_2$.

CAPÍTULO 11

DISCUSSÃO

Quando o tratamento do canal radicular não é bem sucedido, temos tendência para culpar a técnica, o penso antissético, o material de obturação, a interpretação radiográfica, o dente ou mesmo o doente. Na verdade, culpamos tudo e todos, exceto a nós próprios. Na maioria das vezes, a culpa não é de ninguém, a não ser de nós mesmos, pelo mau julgamento ao aceitar o dente para tratamento, pela limpeza preparatória descuidada do canal, pela ampliação instrumental inadequada do canal, pelos deslizes que ocorrem na cadeia de assepsia, pela falha em determinar se o canal estava limpo antes da obturação, por um canal radicular inadequadamente preenchido, pela falta de julgamento ao determinar se o tratamento endodôntico deveria ter sido seguido de ressecção radicular. O tratamento de dentes sem polpa com áreas de rarefação nem sempre é bem sucedido, embora se possa esperar um resultado bem sucedido em mais de 90% dos casos, se a operação endodôntica tiver sido corretamente realizada. A percentagem de casos tratados com sucesso varia naturalmente com o julgamento na seleção de casos para tratamento, com o método de terapia, com a habilidade do operador com as dificuldades técnicas, com o facto de se ter realizado a ressecção ou o tratamento de canal apenas, e com outros factores. No entanto, é possível obter uma ideia da probabilidade de sucesso a partir de relatórios publicados.

Num estudo "cego", Goldman e colaboradores demonstraram que pode ocorrer uma elevada percentagem de erro na interpretação de radiografias pós-operatórias de dentes tratados endodonticamente. No exame e avaliação de radiografias de controlo. 5 ou 6 examinadores concordaram apenas 67% das vezes. Este resultado compara-se com uma concordância de 76% numa avaliação de radiografias efectuada por Eggink.

Algumas das possíveis causas de falha são:

1. Falta de discernimento na aceitação de um dente para tratamento, quer devido a dificuldades operatórias, quer devido ao mau estado de saúde do doente;

2. Falta de desbridamento adequado durante a preparação do canal;

3. Lesão traumática do tecido periapical durante a instrumentação do canal;

4. Irrigantes ou anti-sépticos irritantes passados para além do forame apical;

5. Falha na desinfeção do canal radicular; muitos dentes sem polpa ainda são tratados sem um exame bacteriológico;

6. Infeção dos canais acessórios por falta de esterilização dos mesmos; trata-se de uma pequena percentagem de casos;

7. Obturação imperfeita do canal radicular que não consegue selar o forame apical;

8. Ação irritante de um canal excessivamente cheio;

9. Quantidade excessiva de cimento no tecido periapical. Um dente com mau funcionamento, isto é, um dente fora de oclusão ou em oclusão traumática, também pode contribuir para uma cicatrização lenta dos tecidos periapicais. Além disso, uma condição sistémica geral pode contribuir para uma cicatrização deficiente dos tecidos periapicais, como a incapacidade dos fibroblastos para produzir colagénio devido a deficiência de vitamina C, desequilíbrio hormonal, diabetes não controlada, nefrite e ingestão prolongada de corticosteróides.

Uma excelente avaliação do insucesso após o tratamento endodôntico foi publicada por Andreasen e Rud. Eles encontraram bactérias nos túbulos dentinários e nos canais radiculares, mas geralmente não no cemento. Não foi encontrada correlação entre a presença de bactérias nos túbulos e o grau de inflamação periapical. As razões para o insucesso foram:

Canal inacessível num dente multirradicular;

Canal lateral (acessório) inacessível;

Instrumento partido ou outra causa de obstrução do canal;
Perfuração;

Instrumentação inadequada;

Esterilização inadequada;

Obturação inadequada; e

Envolvimento periodontal grave que comunica com um canal radicular.

Numa avaliação de cerca de 300 raízes tratadas endodonticamente por Nelson após 2 a 30 anos. Verificou-se que o diagnóstico precoce e o tratamento antes do desenvolvimento de uma lesão periapical estavam associados a um maior grau de sucesso; a adaptação adequada e a condensação da obturação de guta-percha também contribuíram para o sucesso; e os dados brutos indicaram um menor grau de sucesso em dentes molares. Swartz e colaboradores relataram uma taxa de sucesso de 89,6% em 1000 dentes tratados no departamento de endodontia da Universidade de West Virginia. Grossman e colaboradores relataram em dentes tratados no departamento de endodontia da Universidade da Pensilvânia.

CAPÍTULO 12

CONCLUSÃO:

Os dentes que sofrem inflamação devido a cáries não representam um sistema fisiológico normal e o tratamento pulpar dos dentes decíduos é considerado apenas um meio de manter os dentes decíduos funcionais durante um período de tempo limitado.

As propriedades anatómicas e fisiológicas dos dentes decíduos tornam-nos susceptíveis à cárie e a complicações inflamatórias e infecciosas. Também a proximidade do germe do dente permanente subjacente e a sua relação com o dente decíduo, tornam delicada a sua conservação através da terapia endodôntica. O sucesso desta tentativa está relacionado com uma boa seleção de casos, baseada no estado geral da criança, na sua motivação e dos seus pais, na condição de cariogenicidade da boca e no acompanhamento do caso.

O pedodontista é frequentemente confrontado com o desafio de preservar os dentes decíduos susceptíveis à cárie. Embora ele tenha em mente que o dente é o melhor mantenedor de espaço e a polpa o material de preenchimento ideal, ele frequentemente encontra dentes cariados e com envolvimento pulpar. Nestes casos, é necessário um conhecimento atualizado de vários materiais e métodos.

A capacidade de interpretar corretamente os sinais e sintomas clínicos e a radiografia orientará o cirurgião-dentista na decisão do tratamento endodôntico adequado.

Bibliografia

Rickman GA ,Elba drawy HE: Efeito da perda prematura dos incisivos primários na fala: Pediatric dent 7:119.1985.

Zurcher E: Anatomia dos canais radiculares dos dentes decíduos dos molares primários e permanentes. Nova Iorque, 1925.

Arathi Rao: Princípios e prática da pedodontia :Pg 10-12.

Hibbard ED, Ireland RC: Morfologia dos canais radiculares dos dentes decíduos: J dent child 24:250, 1957.

Wheelers Dental Anatomy: Physiology and oclusion, ed 7, Philadelphia 1992 W. D Saunders.

Finn SB: Clinical pedodontics W.B.Saunders co. 4th ed.1995, Pulpal treatment of primary teeth: 217.

Nikhil Marwah: Comprehensive pediatric dentistry: pg no, 154-155.

Fox A, Heeley JD: Estudo histológico de dentes decíduos humanos. Arch oral biology.1980:25:103.

Torneck CD: Complexo dentina-polpa. In Tencate -AR editor: oral histology, development, structure and function ed 2, St Louis 1985, Mosby.

Linde A, Goldberg M: Dentinogenesis, crit Rev oral biol med 4:679; 1993.

Smith Aj, Cassidy M, Perry H, Begue-kirn C, Ruch JV, Lesot H: Reactionary dentinogenesis, Int J Dev Biol39:273 ,1995.

Magloire H, Joffre A: Um modelo invitro de reparação da polpa dentária humana, J Dent Res 75: 1971, 1996.

Selzer S, Bender IB: The Dental pulp, ed 3 Philadelphia, 1984.

Mc Donald Re, Avery DR: Tratamento de cáries profundas, exposição pulpar vital e dentes sem polpa em crianças. Em Mc Donald RE, Avery DR editores: Dentistry for the child and adolescent ed 7 St Louis 1999, Mosby.

Belanger GK: Pulp therapy for primary dentition. Em Pinkham JR editor pediatric dentistry infancy through adolescence 1988 WD Saunders.

Cohen: Caminhos da polpa. Pg no 831

Shobha Tandon : Textbook of Pedodontics pg no 332-333.

Starkey PE: Management of deep caries of pulpally involved teeth in children In Goldman HM et al, editors: current therapy in dentistry vol 3, St Louis 1968, Mosby. **Fuks AB**: Pulp therapy for primary dentition. Em Pinkham pediatric dentistry infancy through adolescence 1999, WD Saunders.

Smith AJ: Formação e reparação da dentina. Em Hargreaves KM, Seltzer and Bender's Dental pulp 2002, publicação Quintessence.

Guthrie TJ, McDonald RE Mitchell DF: Hemograma dentário, J Dent Res 44:678, 1965.

Academia Americana de Odontopediatria: Manual de referência: Directrizes clínicas sobre terapia pulpar para dentes primários e permanentes jovens, Pediatric therapy, 25:87,2003-2004

Craig RG: Material dentário de restauração. Ed11 St Louis Mosby 2001.

Mahler DB, Engle JH, Simms LE: One year clinical evaluation of bonded amalgam restoration, J Am Dent Assoc. 127:345, 1996.

Damele J: Avaliação clínica do capeamento pulpar indireto: um relatório de progresso, J Dent Res 1961; 40: 756.

Miyauchi H, Iwaku M, Fusayama T: Physiological Recalcification of carious dentin, Bull Tokyo Med Deny Univ 25:169, 1978.

Tatsumi T, Inokoshi S, yamada T: Remineralização da dentina condicionada: J proth dent. 67,617,1992.

Fusayama t, Okuse K: Relação entre dureza, descoloração e invasão microbiana na dentina cariada, J Dent Res, 45:1033,1966.

Kopel HM: Pediatric endodontics In Ingle H, endodontics ed 2 1976 Lea and Febiger. **Loyola-Rodriguez JP, Garcia-Godoy F**: Inibição do crescimento do cimento de ionómero de vidro em estreptococos mutans, pediat Dent 16:346, 1994.

31. **Fox CF, Keall HJ**: Bio compatibilidade de material dentário selado à superfície contra polpa exposta, J prosthetic Dent 57:1, 1987.

Miller WD: que anti-sépticos devem ser usados para esterilizar cavidades antes da obturação. Dent cosmos 1891; 33: 337.

Black GV. Um trabalho sobre dentisteria operatória vol 2. Chicago Medico dental publishing;

1908.

Dumsha T, Hovland E: Considerações e tratamento do capeamento pulpar direto e indireto, Dent Clin North Am 29:251,1985.

Nakajima N, Sano H et al: Resistência de ligação à tração e avaliação SEM de dentina afetada por cárie utilizando adesivos de dentina J Dent Res, 74:1679, 1995.

Murray PE, Sobre I: Espessura da dentina remanescente da cavidade e atividade pulpar. Am J Dent 15: 41, 2002.

King JB, Crawford JJ, Lindahl RL: Capeamento pulpar indireto - um estudo bacteriológico da dentina cariada profunda em dentes humanos, cirurgia oral, 20:663, 1965.

Camp J H: Pulp therapy for primary and young permanent teeth, Dent clin north Am 28:651, 1984.

Tziafas D, Smith Aj: Designing new treatment strategies in vital pulp therapy, J Dent 28: 77, 2000.

Sayegh FS, Avaliação qualitativa e quantitativa da dentina nova em dentes despolpados. J Dent Child 1968; 35:7.

Ingle: Endodontia pg no 866-867.

Leung RL et al: Effect of dycal on bacteria in deep carious lesions, J am Dent Assoc 1980; 10: 193.

Law DB, Lewis TM: Efeito do hidróxido de cálcio na lesão cariosa profunda, Colorado Dent J 1964; 42 : 27.

Held-Wydler E: Capeamento pulpar natural (indireto). J Dent Child 1964;34:107.

King J et al: Capeamento pulpar indireto: um estudo bacteriológico da dentina cariada profunda em dentes humanos. Cirurgia oral 1965;20:663.

Lado EA, Stanley HR: Um estudo invitro da inibição bacteriana pelo composto do tampão pulpar de hidróxido de cálcio VLC. Pediat Dent 1987;9:292.

Fuks AB: Pulp therapy for primary dentition: Em Pinkham JR editor pediatric dentistry infancy through adolescence 1988 WD Saunders pg 326-38.

Stanley HR: Critérios para normalizar e aumentar a credibilidade dos estudos de capeamento pulpar direto: Am J Dent 1998;11-17.

Tronstad L, Mjor IA: Capping of the inflamed pulp: oral surgery 1972, 34: 477.

Cotton WR: A contaminação bacteriana como fator de cicatrização da exposição pulpar. Cirurgia oral 1974;38: 441.

Weiss MD, Bjorvat K: Capeamento pulpar em dentes decíduos e permanentes recém-erupcionados de macacos. Cirurgia oral 1970;29: 769.

Langeland K et al: Alterações da polpa humana de ordem iatrogénica. Cirurgia oral; 1971; 32: 943. **Kennedy D, Kapala JT**: A polpa dentária: Considerações biológicas de proteção e tratamento. Em Braham RL, Morris Textbook of pediatric dentistry. 2nd ed. Williams and Wilkins 1985 pg 492-522.

Cvek M. Um relatório clínico sobre pulpotomia parcial e capeamento com hidróxido de cálcio em incisivos permanentes com fracturas complicadas da coroa: J endod; 1978; 4: 232.

Watts A, Paterson RC: A contaminação bacteriana como um fator que influencia a toxicidade dos materiais para a polpa exposta. Cirurgia oral 1987; 64: 466.

Teuscher GW, Zander HA: Um relatório preliminar sobre pulpotomia, Northwest univ Dent Res Grad Q Bull 39: 4 1938.

Zander HA: Reação da polpa ao hidróxido de cálcio, J Dent Res, 18:373, 1939.

Turner C Courts FJ, Stanley HR: A histological comparison of direct pulp capping agents in primary canines, J Dent child 54; 423, 1987.

Stanley HR, Lundy T: Terapia Dycal para exposição pulpar. Cirurgia oral 34: 818, 1972.

Glass RL, Zander HA: Cicatrização da polpa. J Dent Res 1949; 28:97.

Hembree JH, Andrews IT: Óxido de zinco como agente de capeamento da polpa. Miss Sent J 1974; 30: 10.

Cox CF, Subway RK, Suzuki S: Bio compatibilidade de vários materiais dentários: Pulp healing with a surface seal, Int J periodont Restorative Dent 16:241, 1996.

Olmez A, Oztas N: Um estudo histológico do capeamento pulpar direto com resina adesiva.

Oral cirurg Oral Med Oral pathol Oral radiol Endodon 86; 98: 1998.

Nakabayashi N, Kojima k, Masuhara M: A promoção da adesão através da infiltração de monómero em substratos dentários. J Biomed Mater Res. 16: 265: 1982.

Pameijer CH, Stanley HR: os efeitos desastrosos da técnica de condicionamento total em capeamento pulpar vital em primatas, Am J Dent 11: 45, 1998.

Junn DJ, McMillan P, Bakland LK, Torabinjed M: Avaliação quantitativa da formação de pontes de dentina após o capeamento pulpar com agregado de trióxido mineral (MTA) J Endodon 24: 278, 1998.

Sarkar NK, Saunderi B: Interação do MTA com fluido de tecido sintético, J Dent Res, 81: A -391, 2002.

Holsson, J R Davies : Efeito de capeamento da polpa dentária do emdogain Gel em polpas humanas expostas experimentalmente, Int End J, 38: 186-194 2005.

Elliott Rd, Roberts MW, Burkes j Phillips C: Avaliação do laser de dióxido de carbono em dentes decíduos humanos vitais, J South Calif Dent. Assoc 27: 309 1959.

Sweet CA: Procedimento para o tratamento de dentes decíduos expostos e sem polpa. J Am Dent Assoc 17: 1150, 1930.

Myers DR, Prashley DH, WhitfordGM , McKinney RV: Tissue changes indused by the absorption of Formocresol from pulpotomy sites in dogs, Pediatr Dent 5:6,1983.

Fuks AB : Fuks AB: Avaliação clínica de pulpotomias com formocresol diluído

em dentes decíduos de crianças em idade escolar, Pediatr Dent 3:321,1981.

Teplitsky PE: Pulpotomias com formocresol em dentes decíduos posteriores. J Can

Dent Assoc. 50: 623, 1984.

Mulder GR, Van Amerongen : Consequences of endodontic treatment of primary teeth.11. A clinical investigation into the influence of Formocresol pulpotomy on the permanent successor, J Dent Child 54: 35, 1987.

Garcia-Godoy, F, Novakovic DP : Resposta pulpar a diferentes tempos de aplicação de formocresol, J periodontal 6:176,1982.

Trask PA: Pulpotomia com formocresol em dentes permanentes (jovens) JADA 85: 1316, 1972.

Kopel HM, Bernick S, Zacrhrisson E: O efeito do Glutaraldeído no tecido pulpar primário após amputação coronal: um estudo histológico in vivo, J Dent child 47: 425, 1980.

Lekka M, Hume WR, Wolinsky LE: Comparison between formaldehyde and Glutaraldehyde diffusion through the root tissues of pulpotomy treated teeth, J Pedodontol 8: 185, 1984.

Hill S, Berry CW, Seale NS, Kaga M: Comparação dos efeitos antimicrobianos e citotóxicos do glutaraldeído e do formocresol. Oral surgery oral med oral path 71:89, 1991.

Garcia-Godoy F, Ranly D: Avaliação clínica de pulpotomias com ZOE como veículo para o Glutaraldeído. Pediatric Dent 9: 144, 1987.

Alacam A: Long term effects of primary teeth pulpotomies with Formocresol, Glutaraldehyde-calcium hydroxide and Glutaraldehyde- ZOE on succedaneous teeth, J periodontal 13:307, 1989.

Lemon RR, Steele PJ, Jeansonne BG: Hemostase com sulfato férrico: efeito na cicatrização de feridas ósseas, I, deixado in situ para uma exposição máxima, J endodon, 19: 170, 1993.

Fei AL, Udin RD, Johnson R: Um estudo clínico do sulfato férrico como agente de pulpotomia em dentes decíduos. Pediatric dent 1991; 13: 327.

Fuks AB, Holan G, Davis JM: Sulfato férrico versus Formocresol em molares primários pulpotomizados; acompanhamento a longo prazo. Pediatr dent 1997; 19: 327.

Torabinajed M, Hong CU: Propriedades físicas e químicas de um novo material de obturação de extremidades radiculares, J Endodon 21: 349, 1995.

Schwartz R, Mauger M: MTA; Um novo material para endodontia, JADA 130: 967, 1999.

Osorio RM, Hefti A: Cytotoxicity of endodontic materials , J endodon, 24: 91, 1998.

Pitt Ford TR, Torabinajed M, Abedi HR: MTA como agente de capeamento pulpar. JADA 127: 1491, 1996.

Eidelman E, Holan G, Fuks AB: MTA vs. Formocresol em molares primários pulpotomizados: um relatório preliminar, pediatric Dent. 23: 15, 2001.

Ritwil P, Cuisia ZV, Dahir P: Pulpotomias com MTA em molares primários de crianças: resultados após 3 anos. Apresentado na reunião da IAPD em Nova Orleães. outubro de 2003.

Hadeer AA, Niveen SB, Maha MFM, Avery DR: Comparação entre o MTA e o Formocresol como agentes capeadores da polpa em dentes decíduos pulpotomizados. 26: 3002, 2004.

Laws AJ: Pulpotomia por eletrocoagulação N Z Dent J 53: 68, 1957.

Fishman SA, UdinRD, Good DL, Rodef F: Sucesso de pulpotomias de electro fulguração cobertas por ZOE. Pediatric Dent 18: 385, 1996.

Liu J, Chen IR, Chao SY: Pulpotomia a laser em dentes decíduos, J Pediatric Dent 21: 128, 1999.

Dannenberg J. Pedodontic endodontics Dental clinics of north America 1974; 18: 367-377.

Mathewson R, J Primosch RE: Fundamentals of pediatric dentistry. Quintessence publishing Co. Inc Chicago 3rd ed, 1995. pulp treatment 277.

Grossman: Endodontic practice pg no 179.

Coll JA, Sadrian R: Predicting pulpectomy success and its relationship to exfoliation and succedaneous dentition pediatric Dent 18: 57, 1996.

Rabinowitch BZ: Pulp management in primary teeth, oral surgery 6: 542, 1953.

100. **Rimondino L, Baroni C**: Critérios morfológicos para o tratamento de canais radiculares em molares decíduos com reabsorção Endodon Dent traumatol, 11: 136, 1995.

101. **Mack BR, Halterman WE**: Acesso de pulpectomia labial seguido de restauração estética de resina composta para incisivos decíduos superiores não vitais, JADA 1980 ;100:374-377.

102. **Harty F.J** Endodontia na prática clínica. John wright and Sons limited, Bristol,1976; Instrumentação básica:80.

103. **Holan G, Fuks AB**: Root canal treatment with ZOE and KRI paste in primary Molars: a retrospective study, Pediat Dent 15:403, 1993.

104. **Machinda y**: Root canal therapy in deciduous teeth, jpn Dent Assoc j 3:796,1983.

105. w.w.w. docodesk.com: LSTR

106. **Steiner JC, Dow PR, Cathey GM**: Inducing root end closure of nonvital permanent teeth, J Dent Child 35: 47,1968.

107. **Kaiser JH**: Tratamento de canais abertos com hidróxido de cálcio J Dent Child 35:47,1968.

108. **Webber RT:** Apexogenesis versus apexification,Dent Clin North Am 28: 769,1970 .

109. **Dylewski JJ:** Fechamento apical de dentes não-viais, Oral Surg 32;82,1971.

110. **Coviello J,Brilliant JD**:A preliminary clinical study of the use of tricalcium phosphate as an apical barrier, J Endodon 5:6,1979.

111. Tittle KW, Farley J, Linkhardt M, Torabinejad M: Indução do encerramento apical utilizando factores de crescimento ósseo e MTA, J Endodon 22:198,1996 .

112. Torabinejad M, Hong CU,Mc Donald F,Pitt-ford T, McKendry D, Abedi H: Avaliação histológica do MTA como obturação de extremidades radiculares em macacos.

113. Lee YL,Lee BS,Lin FH, yun Lin A,Lan WH: Efeitos de ambientes fisiológicos no comportamento de hidratação do MTA, Biomaterials 25:787, 2004.

114. **Valois CR, Costa ED,Jr:** Influência da espessura do MTA na capacidade de raspagem de obturações radiculares in vitro, Oral Surg Oral Med Oral Pathol Oral Radial Endodon 97:108,2004.

115. Lawley GR, Schindler WG, Walker WA 111, Kolodrubelt D: Avaliação do MTA colocado por ultra-sons e da resistência à fratura da resina composta intracanal num modelo de apexcificação, J Endodon 30:167,2004.

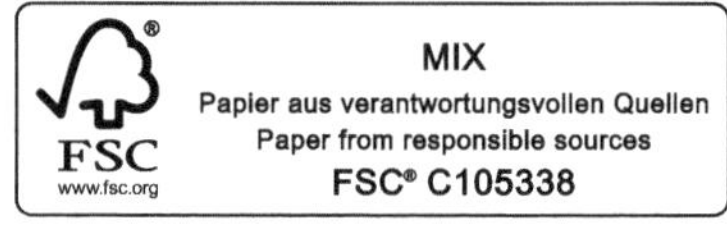

Printed by Books on Demand GmbH, Norderstedt / Germany